1 解剖と機能

動脈・静脈の解剖と機能
心臓の解剖と機能

2 症状

胸痛・胸部圧迫感
呼吸困難
めまい・意識障害・失神
動悸　背部痛　浮腫

3 検査

X線検査　心エコー検査
CT検査　MRI検査
心臓核医学検査　トレッドミル検査
心電図　心臓カテーテル検査
電気生理学的検査　検体検査

4 治療

冠動脈カテーテル治療　補助循環
不整脈治療　薬物療法
外科治療　運動療法

5 疾患

虚血性心疾患　心筋疾患
弁膜疾患　動脈・静脈疾患
心膜疾患　心原性ショック
不整脈　心不全
感染性心内膜炎

付録

略語・英語一覧

Pocket Navi

循環器看護
ポケットナビ

■監修
住吉　徹哉（榊原記念病院副院長・榊原記念クリニック院長）

■編集
井口　信雄（榊原記念病院循環器内科副部長）
三浦稚郁子（榊原記念病院看護部長）

■執筆者（50音順）

■医師
相川　大
浅野竜太
井口信雄
伊藤　恵
稲島　司
井上完起
内野悠一
梅村　純
太田秀彰
神田真人
工藤陽子
小島敏弥
清水逸平
下川智樹
仁田　学
杉本一将
住田智一
高梨秀一郎
高見澤格
田中悌史
桃原哲也
中尾倫子
長山雅俊
荷見映理子
三須一彦
三原裕嗣
諸冨伸夫
横山真隆
米田秀一
李　哲民
渡邊弘之
渡邊雄介

■看護師
池上真美
石井典子
岩崎みどり
岩塚明美
樫本美香
小池洋子
竹内博文
田邉敬子
辻　孝子
手習みちる
中島由加里
中村寛美
畠山明子
三浦稚郁子

> 薬剤の使用に際しては，添付文書を参照のうえ，十分に配慮してご使用下さいますようお願いいたします．

監修のことば

　このたび榊原記念病院の医師，看護師の協働による『循環器看護ポケットナビ』が刊行の運びとなりました．この1冊はみかけは小粒ですが，内容は単行本に勝るとも劣らないものであり，およそ今日の循環器看護に必要な基本的知識がその根拠を含め網羅されたものと自負しております．

　当院の創設者である故榊原仟先生は，循環器疾患の患者さんのニーズに24時間365日いつでも対応できる万全のサポート体制を構築するため1977年に榊原記念病院を開設されました．私どもの日常診療の姿勢は，まさに先生の遺志を受け継ぐものであり，その歩みの歴史は遺志の実践そのものでもありました．循環器病でのあらゆる局面に常に対応できることは，今日においてもなお極めてエッセンシャルなものであり，かつ社会からの要請に対応したものであるといえます．

　循環器医療の現場において特に必要なことは，チーム医療の各構成員がまずその知識と技術の向上をはかることであり，常にそれらの情報を共有することであります．その結果として，患者さんを中心にすべてのメディカルスタッフが協調したチームワークが発揮できる，理想的な医療が生まれるのです．

　"新しい時代の循環器看護はこのポケットナビを片手に持つことからスタートする"，これが監修を終えた私の率直な願いです．幸いにも本書では，「ココがポイント」さらに「これはダメ」などの臨床現場のリアルな感覚がとらえた，教訓的な情報が満載されています．文字どおり，循環器看護に従事する看護師の皆さんにむけた格好のナビゲータの誕生です．

2007年12月

住吉　徹哉

序　文

　循環器は，"難しい""大変""怖い"という意識をもっている看護師は少なからずいると思います．しかし，どの領域も初めて経験することなら，誰しも"難しい"と思うし，困ったときに手引きとなるものがないと"わからなくて大変，怖い"と思うのは当然です．

　本書は，循環器の専門病院である榊原記念病院で実際に臨床に携わっている医師と看護師が，その臨床経験をもとにまとめたものです．循環器病棟に配属された看護師が，疾患に合わせて患者さんを観察するには，何をポイントにどう対応すればいいのか，治療や検査の場合にはその前後に何を優先的に実施すればいいのか，さらに，循環器疾患によくみられる症状を発見した場合には，何をアセスメントし，どのような行動をとればいいのか，をわかりやすくコンパクトに解説しました．

　構成は，1.解剖と機能，2.症状，3.検査，4.治療，5.疾患の5つに分け，知りたいことがすぐに引けるようにしました．ひととおりの基礎知識を頭に入れたうえで，たとえば，検査入院の患者さんを受け持った場合には，3章を確認すれば検査前後の対応策が理解できますし，狭心症や心筋梗塞の患者さんを受け持った場合には，5章を確認すれば，全体像を把握できます．症状では，一目でその後の対応が理解できるようアルゴリズムを作成しました．

　本書が，循環器病棟に配属されて，十分な知識や経験がない状態で患者さんをケアしていかなければならない看護師の不安を少しでも緩和でき，ケアを実施するうえで自信につながればと思います．

2007年12月

井口　信雄

三浦稚郁子

CONTENTS

執筆者一覧 ………………………………………………………… ii
監修のことば ……………………………………………………… iii
序文 ………………………………………………………………… iv

1. 解剖と機能
- 動脈・静脈の解剖と機能 …………………………… 2
- 心臓の解剖と機能 …………………………………… 4

2. 症状
- 胸痛・胸部圧迫感 …………………………………… 8
- 呼吸困難 ……………………………………………… 13
- めまい・意識障害・失神 …………………………… 16
- 動悸 …………………………………………………… 21
- 背部痛 ………………………………………………… 25
- 浮腫 …………………………………………………… 28

3. 検査
- X線検査 ……………………………………………… 36
- 心エコー検査 ………………………………………… 37
- CT検査 ………………………………………………… 39
- MRI検査 ……………………………………………… 40
- 心臓核医学検査 ……………………………………… 41
- トレッドミル検査 …………………………………… 42
- 心電図 ………………………………………………… 44
- 心臓カテーテル検査 ………………………………… 55
- 電気生理学的検査（EPS）…………………………… 58
- 検体検査 ……………………………………………… 62

4. 治療

- 冠動脈カテーテル治療（PCI） ……………………………… 66
- 補助循環
  - 大動脈内バルーンパンピング（IABP） …………………… 71
  - 経皮的心肺補助装置（PCPS）……………………………… 74
- 不整脈治療
  - 電気的除細動 ………………………………………………… 77
  - ペースメーカー ……………………………………………… 81
  - 植え込み型除細動器（ICD）………………………………… 85
  - カテーテルアブレーション ………………………………… 88
- 薬物療法 ………………………………………………………… 91
- 外科治療
  - 冠動脈バイパス術（CABG） ……………………………… 92
  - 弁形成・弁置換術 …………………………………………… 95
  - 大動脈に対する手術 ………………………………………… 99
- 運動療法 ………………………………………………………… 103

5. 疾患

- 虚血性心疾患―狭心症
  - 労作狭心症 …………………………………………………… 110
  - 冠攣縮性（異型）狭心症 …………………………………… 112
  - 不安定狭心症 ………………………………………………… 113
- 虚血性心疾患―急性心筋梗塞（AMI）………………………… 120
- 心筋疾患―心筋症
  - 肥大型心筋症（HCM） ……………………………………… 134
  - 拡張型心筋症（DCM） ……………………………………… 135
  - 拘束型心筋症（RCM）……………………………………… 136
  - たこつぼ心筋症 ……………………………………………… 137

- 心筋疾患—急性心筋炎 …………………………………… 142
- 弁膜疾患—心臓弁膜症
  - 大動脈弁狭窄症（AS） ……………………………… 146
  - 大動脈弁閉鎖不全症（AR） ………………………… 147
  - 僧帽弁狭窄症（MS） ………………………………… 148
  - 僧帽弁閉鎖不全症（MR） …………………………… 149
- 動脈・静脈疾患
  - 大動脈瘤 ……………………………………………… 154
  - 急性大動脈解離 ……………………………………… 156
  - 肺血栓塞栓症 ………………………………………… 160
  - 大動脈炎症候群 ……………………………………… 164
  - 血栓性静脈炎 ………………………………………… 165
  - 閉塞性動脈硬化症（ASO） …………………………… 170
- 心膜疾患
  - 心膜炎 ………………………………………………… 174
  - 心タンポナーデ ……………………………………… 175
- 心原性ショック ………………………………………… 180
- 不整脈 …………………………………………………… 184
- 心不全 …………………………………………………… 194
- 感染性心内膜炎 ………………………………………… 200

付　録

略語・草語一覧 ……………………………………………… 201

索引 …………………………………………………………… 212

1 解剖と機能

- 動脈・静脈の解剖と機能
- 心臓の解剖と機能

動脈・静脈の解剖と機能

- 動脈は，体循環系の大動脈と肺循環系の肺動脈幹の2本から分かれる多数の分枝により構成されている（図1）．大動脈内は酸素に富む動脈血が，肺動脈内は酸素の少ない静脈血が流れる．

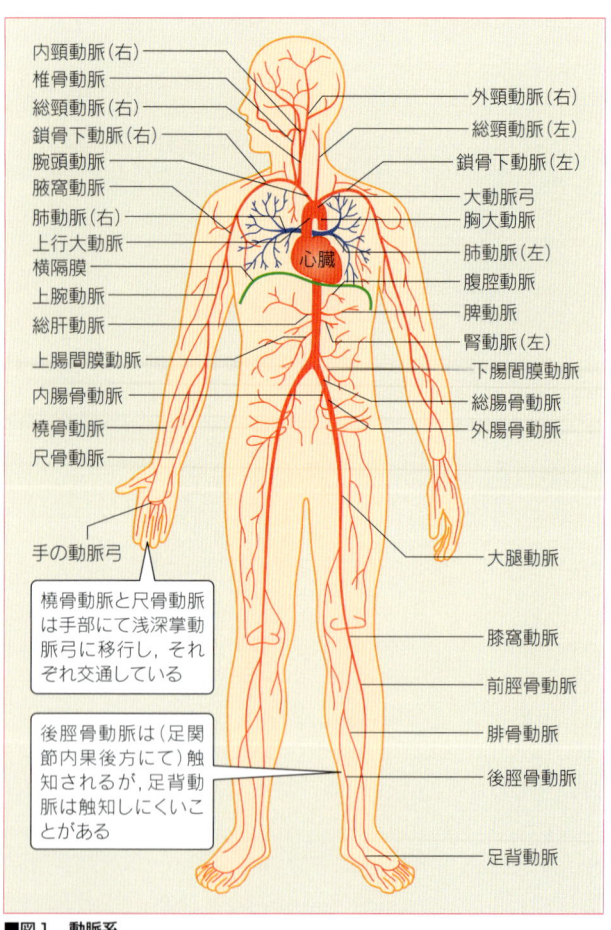

■図1　動脈系

- 静脈は，体静脈と肺静脈により構成されている（**図2**）．
- 体静脈は，毛細血管で酸素を放出し，二酸化炭素を取り込んで，静脈血に変わった血液を収容する．多数の小・細静脈が合流を繰り返し，最終的には上・下大静脈となり右心房に注ぐ．
- 肺静脈系は，肺胞内で二酸化炭素を放出し，酸素を取り入れた動脈血を左右2本ずつ計4本の肺静脈に集めて，左心房まで運ぶ．

動脈・静脈の解剖と機能

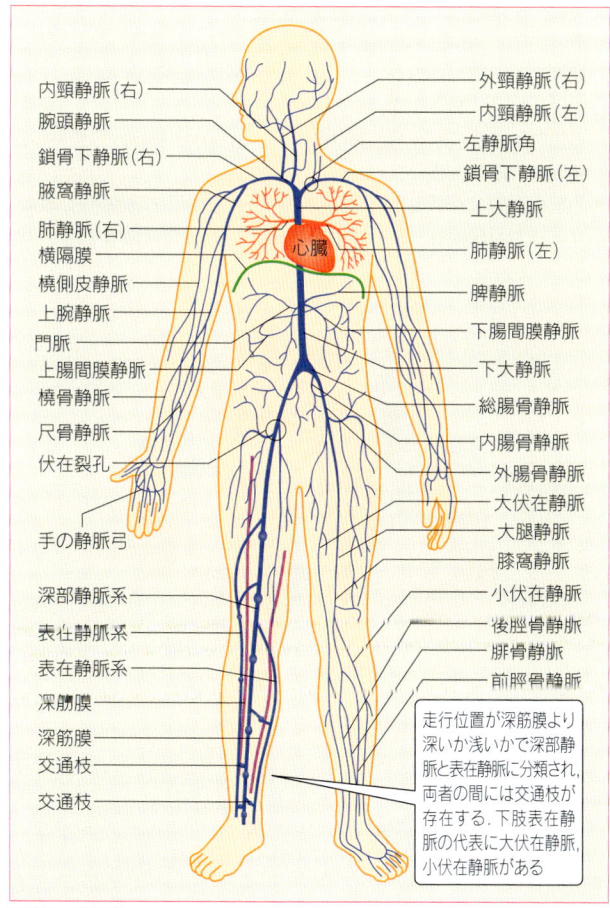

■図2　静脈系

心臓の解剖と機能

- 心臓は,筋肉でできた中空臓器で,全身を循環した血液を受け取るときに拡張し,送り出すときに収縮するポンプ機能の役割を果たしている(図3).心臓内の血流を一方向に保ち,血液の逆流を防ぐため,4つの弁が備わっている.
- 心臓が正常に働くためには弁の機能だけでなく,刺激伝導系も重要である.心房にある洞結節から刺激が発生し,それが心房を収縮させ,心室に血液を送る.洞結節からの刺激は房室結節,His束(ヒス)に伝わり,Purkinje線維(プルキンエ)を通り,心室を収縮させる.心房から流れてきた血液を右心室は肺へ,左心室は大動脈から全身に送り出す(図4・5).
- 心筋の収縮に必要な酸素とエネルギーを運ぶのが冠動脈である.アメリカ心臓協会(AHA)の冠動脈の区域分類を図6に示す.

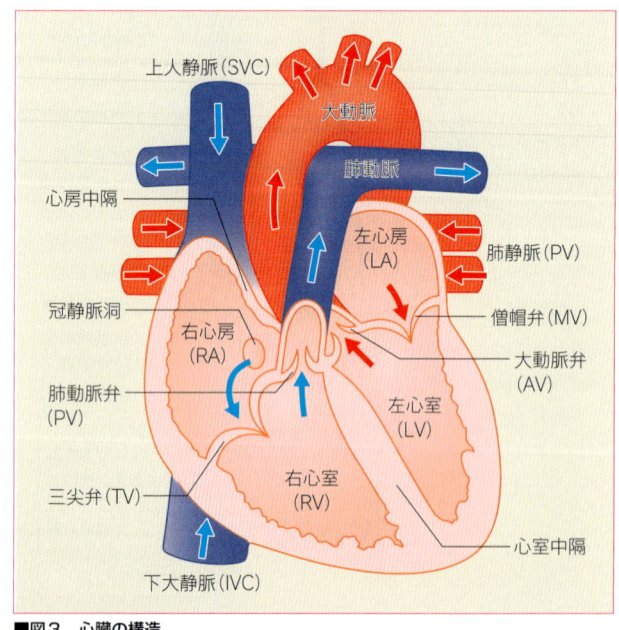

■図3　心臓の構造

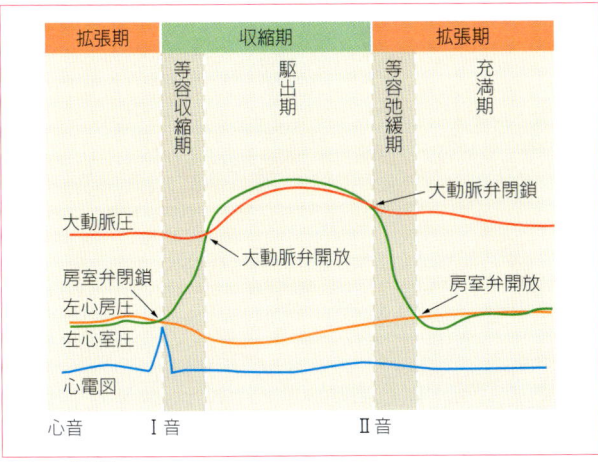

■図4　心周期

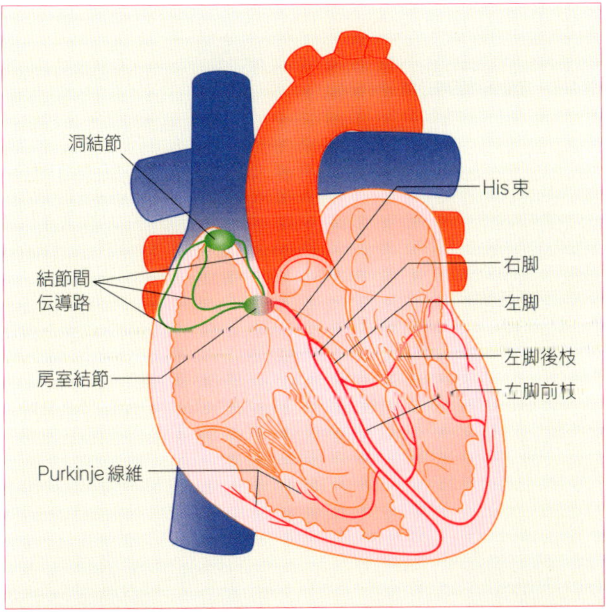

■図5　刺激伝導系

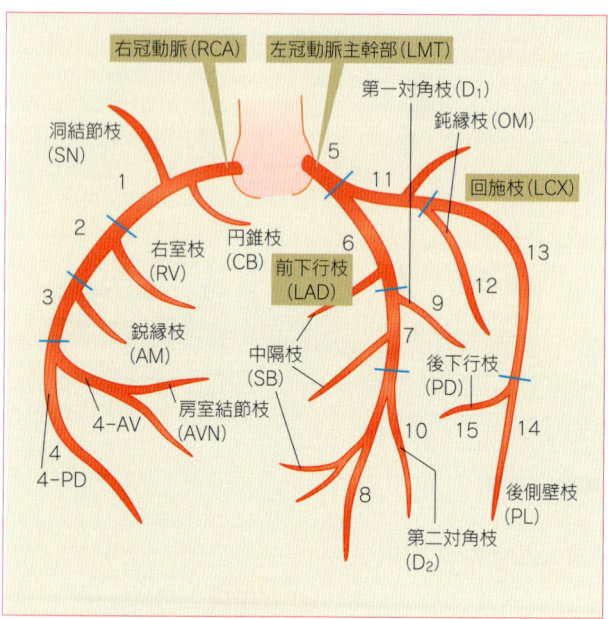

■図6 冠動脈の区域分類（AHA）

2 症 状

- 胸痛・胸部圧迫感
- 呼吸困難
- めまい・意識障害・失神
- 動 悸
- 背部痛
- 浮 腫

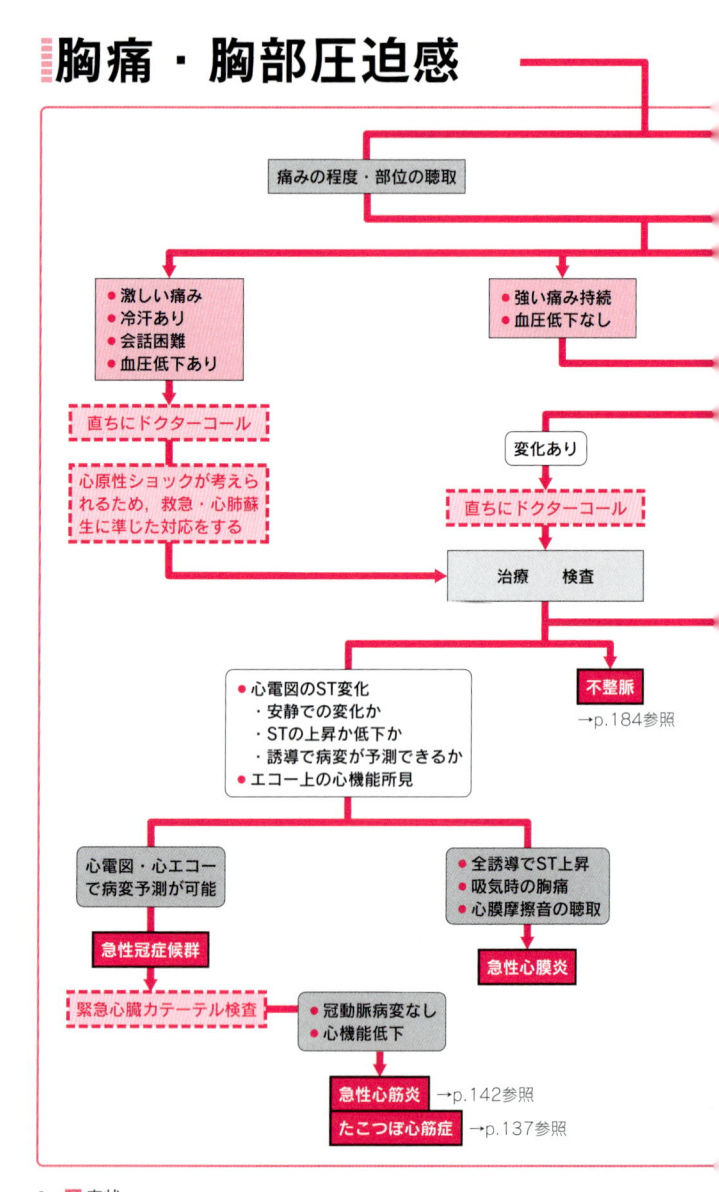

胸痛・胸部圧迫感

```
          痛みの程度・部位の聴取
         ┌──────┴──────┐
  ● 激しい痛み          ● 強い痛み持続
  ● 冷汗あり            ● 血圧低下なし
  ● 会話困難
  ● 血圧低下あり
         │                    │
  直ちにドクターコール      変化あり
         │                    │
  心原性ショックが考えら   直ちにドクターコール
  れるため，救急・心肺蘇        │
  生に準じた対応をする          │
         └────→ 治療　検査 ←──┘
                    │
          ┌─────────┴──────→ 不整脈 →p.184参照
          │
  ● 心電図のST変化
    ・安静での変化か
    ・STの上昇か低下か
    ・誘導で病変が予測できるか
  ● エコー上の心機能所見
          │
  ┌───────┴────────┐
  心電図・心エコー      ● 全誘導でST上昇
  で病変予測が可能      ● 吸気時の胸痛
          │            ● 心膜摩擦音の聴取
       急性冠症候群          │
          │              急性心膜炎
  緊急心臓カテーテル検査
          │
  ● 冠動脈病変なし
  ● 心機能低下
          │
       急性心筋炎 →p.142参照
       たこつぼ心筋症 →p.137参照
```

8　2 症状

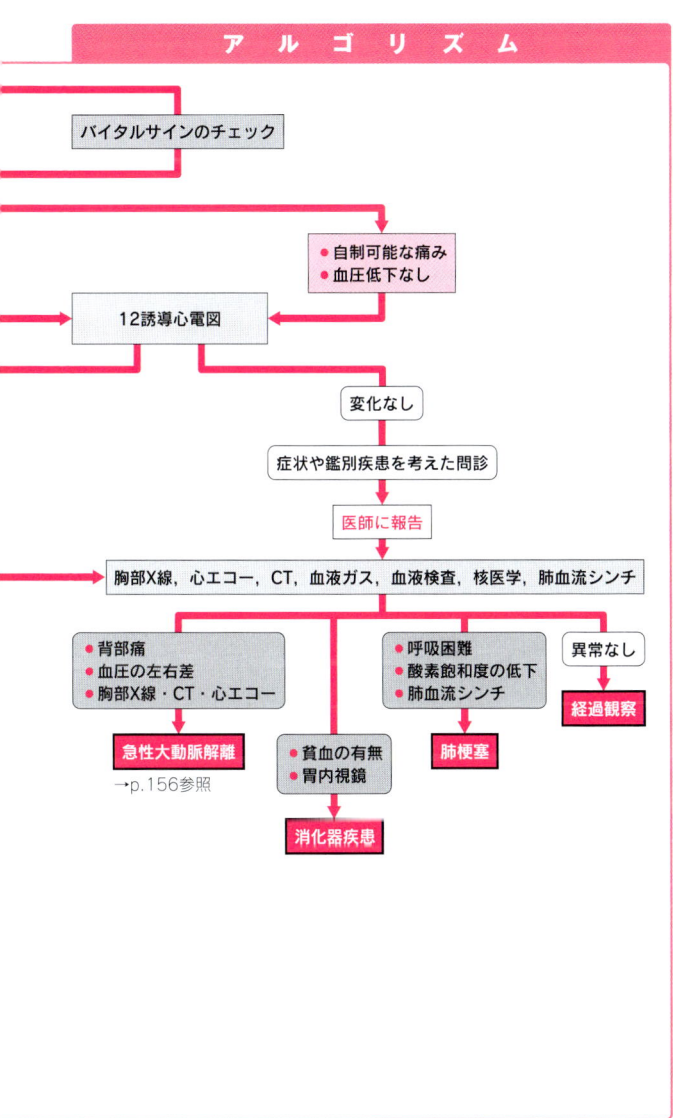

● 胸痛・胸部圧迫感

発生機序

- 胸痛・胸部圧迫感の発生は，心臓由来，大動脈由来，肺由来，胸壁由来，消化器由来，心因性由来他に分類される（表1）．これらは問診により，ある程度の鑑別が可能．

■表1　胸痛・胸部圧迫感をきたす疾患

心臓由来	不安定狭心症 急性心筋梗塞 急性心膜炎 急性心筋炎 頻脈性不整脈	肺由来	肺血栓塞栓症 肺梗塞 胸膜炎 自然気胸 肺炎 肺腫瘍	消化器由来	逆流性食道炎 食道潰瘍 胃潰瘍 急性胃炎 膵炎 胆石発作
大動脈由来	解離性大動脈瘤 急性大動脈解離 大動脈瘤切迫破裂	胸壁由来	肋間筋肉痛 肋間神経痛 胸肋関節痛	心因性由来他	心臓神経症 不安神経症 帯状疱疹

- 循環器疾患での胸痛・胸部圧迫感は，虚血性心疾患の頻度が高い．冠動脈の閉塞や高度な狭窄が原因で発生する病態を急性冠症候群（ACS）という（不安定狭心症，急性心筋梗塞の総称）．
- ACSでは，冠動脈内に形成された粥腫の破綻や血栓が原因で冠動脈閉塞や高度狭窄を生じ，心筋への血液供給が不十分となる．その結果，心筋の酸素不足が生じ，胸痛・胸部圧迫感が発生する．

判断基準

- 胸痛・胸部圧迫感を認めたら，まずは循環器の代表的疾患であるACSを想定し12誘導心電図*をとり，虚血性の変化を判断する．
- 明らかな心電図変化があり，ACSが考えられる場合は緊急心臓カテーテルも想定して直ちにドクターコールする．ACSの重症度は，心電図だけでなく，バイタルサインや心エコー所見などにより，総合的に判断することが大切である．
- ST上昇を全誘導に認め，胸痛が吸気時にある場合は，急性心膜炎が疑われる．急性心膜炎では心膜摩擦音が聴取されることも特徴である．
- ACSと同じような症状や心電図変化があるものに，急性心

---

*12誘導心電図：不安定狭心症では，心筋梗塞への移行段階としてST上昇発作を繰り返す場合もある．症状が消失しているときにはST変化がみられないこともまれではないので要注意である．

判断基準

- 筋炎やたこつぼ心筋症がある．これにも診断のために緊急心臓カテーテル検査が行われることがある．
- 心電図変化が不整脈の場合は，その波形から判断される重症度と血圧や意識レベルなどのバイタルサインから緊急度を判断し，医師に報告する．
- 明らかな心電図変化がない場合でも，急性大動脈解離，肺梗塞などの重篤な疾患を考慮し，症状を観察する．急性大動脈解離では背部の痛みや血圧の左右差，肺梗塞では呼吸困難や酸素飽和度の低下を確認し，医師に報告する．医師の指示による採血，X線，心エコー，CT，核医学検査などにより診断され，治療が行われる．

対処方法

- より重症度の高い疾患を想定した対処をする（**表2**）．

■表2　対処方法のポイント

● 初期対応	● 準備品
・痛みの程度の把握 ・冷汗，末梢循環不全の有無 ・12誘導心電図の確認 ● 急変予測 ・モニター監視，同期音ON ・処置後，効果の確認 ・重症不整脈の出現の確認 ・声をかけながら意識レベルの確認	・救急薬品（ノルエピネフリン，硫酸アトロピン，リドカイン） ・除細動器，挿管セット，救急カート，移動用モニター ● 精神面のサポート ・処置・検査ごとの説明や声かけ ・家族面会への見通し

1. 意識があれば痛みの部位や程度の自覚症状を確認

- 痛みの程度は，10/10を最大として現在の値を表現してもらう（「最も痛みが強かったときを10とすると，今はどのくらいの強さですか？」）．

2. 1. と同時に，表情や冷汗，四肢冷感などの他覚症状の観察 →緊急性の判断

- 「おかしい」と感じたら直ちにドクターコールする．

3. 血圧・脈拍・12誘導心電図の確認

4. 明らかなST変化を認め，ACSと診断されたら鎮痛と治療への対応を開始

- 合併症，特に重症不整脈による急変を考え，モニター監視と観察を行う．
- 心室細動・粗動などに対しては，ドクターコールするとともに近くにいる看護師が除細動器を使用し，救命する．

対処方法

- 薬剤使用後や処置時などは，バイタルサイン・自覚症状・意識レベルの確認をして，適時医師に報告する．

5. 精神面のサポート

- 胸痛・胸部圧迫感は，心筋梗塞などの生命の危機を感じるため，患者の不安は大きい．処置・観察をしながら精神面への配慮も大切となる．

呼吸困難

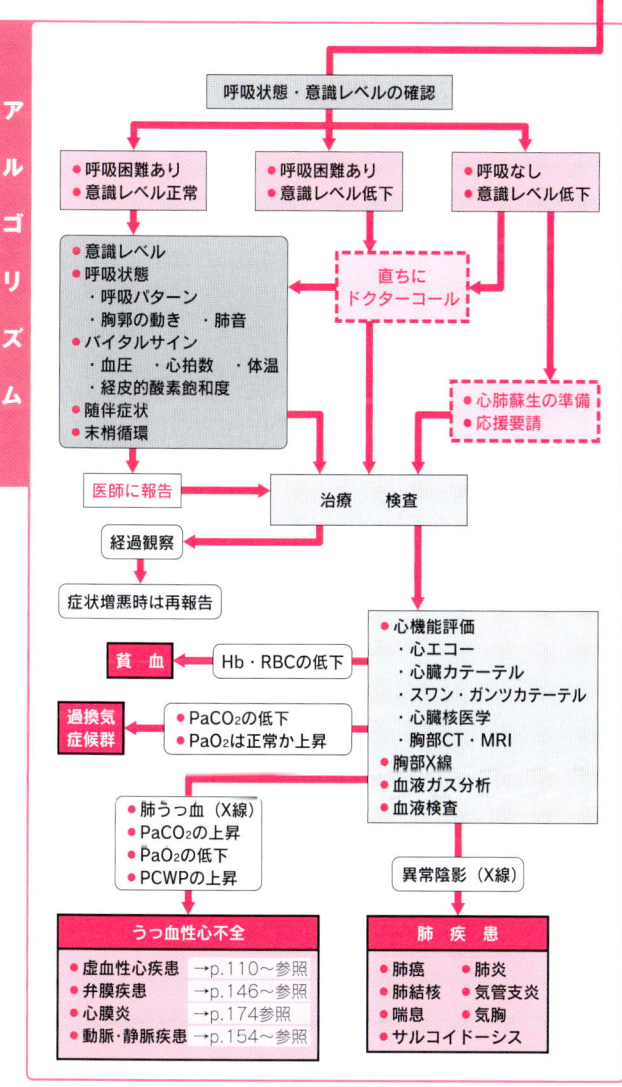

呼吸困難

発生機序

- 呼吸困難とは,自覚症状では「呼吸することが難しい」,他覚症状では「起坐呼吸・努力呼吸が認められる」状態をいう.
- 肺うっ血状態から肺胞でのガス交換が不十分となり,肺への血液還流量が少なくなると呼吸困難を生じる.
- 血管から肺胞へ濾出した水分が気管支に溜まり,肺の粘膜を刺激するため,咳・痰が主な症状となる.聴診では,肺胞内の水分が移動する音,雑音が聴かれる.
- 呼吸困難の原因・誘因には,心不全(心筋梗塞,弁膜疾患など)や呼吸器疾患(肺癌,肺炎,肺塞栓症,気管疾患など),貧血(重症貧血,大量出血),過換気症候群などがある.

判断基準

- 観察項目(**表1**)を確認し,直ちにドクターコールをするかどうか(**表2**)など,対処法を判断する.

■表1 観察項目とポイント

観察項目		ポイント
意識レベル		● JCSやGCSで評価(p.182参照)
呼吸状態	呼吸パターン	● 胸式か腹式か ● 呼吸数・呼吸の深さ ● 周期的異常の有無 ● 吸気・呼気の比率(正常→吸気:呼気=1:2)
	胸郭の動き	● 左右対称か ● 奇異呼吸(左右の胸壁が左右反対に動く)の有無 ● 吸気・呼気は努力性か ● 補助呼吸筋を使用しているか ● 起坐呼吸の有無
	肺音	● 左右音は対称か ● 吸気音・呼気音の比(正常→吸気音:呼気音=3:1) ● 異常肺音の有無:肺胞を拡張させるため咳や深呼吸を促す.背部からの聴診も行い,胸膜摩擦音・断続性異常音と区別
バイタルサイン		● 血圧:低酸素初期に上昇,進行すると低下 ● 心拍数:低酸素初期には頻脈,進行すると徐脈 ● 体温:上昇することで呼吸数は増加 ● 経皮的酸素飽和度(SpO_2)
不穏症状		● 言動・表情・指示動作の有無
随伴症状		● 全身の皮膚の色,爪の色 ● チアノーゼの有無(ヘモグロビンが5g/dLで,脱飽和時に出現.貧血,CO_2ナルコーシスでは認めない) ● 咳・痰の性状 ● 痙攣の有無 ● 胸痛の有無
末梢循環		● 四肢の温度　　● 尿量　　● 腸蠕動

判断基準

■表2　ドクターコールの目安

- 意識レベルが低下したとき
  低酸素血症やアシドーシスなどによって起こる
- 随伴症状・末梢循環の増悪を認めたとき
  チアノーゼの出現：毛細血管の還元ヘモグロビンが増加して起こる
- 努力呼吸を認めたとき
- 奇異呼吸を認めたとき
  空気が肺内で左右に動くことで循環障害を起こし，呼吸停止，心肺停止に至る
- 自覚症状の強いとき

呼吸困難

対処方法

1. 呼吸困難あり・意識レベル正常
- 訴えの内容をよく聴く：胸部の不快や痛みを「息が苦しい」と訴えるときもある．
- 心身の安定を図る：運動量の調整（酸素消費量の軽減）や精神的支援により不安を軽減する．

2. 呼吸困難あり・意識レベル低下
- 体位の工夫：ファーラー位，起坐位などの安楽な体位や肩枕を使用する．
- 寝衣，寝具の調整：衣類の圧迫を除き，掛け物は軽くする．
- 環境の調整：適切な温度・湿度，清浄な空気を保つ．
- 肺理学療法の実施：深呼吸（腹式呼吸），排痰法（体位ドレナージ）などを実施する．

3. 呼吸なし・意識レベル低下
- 気道確保と異物除去（頸部伸展，気道内吸引）．
- 気管挿管の介助．

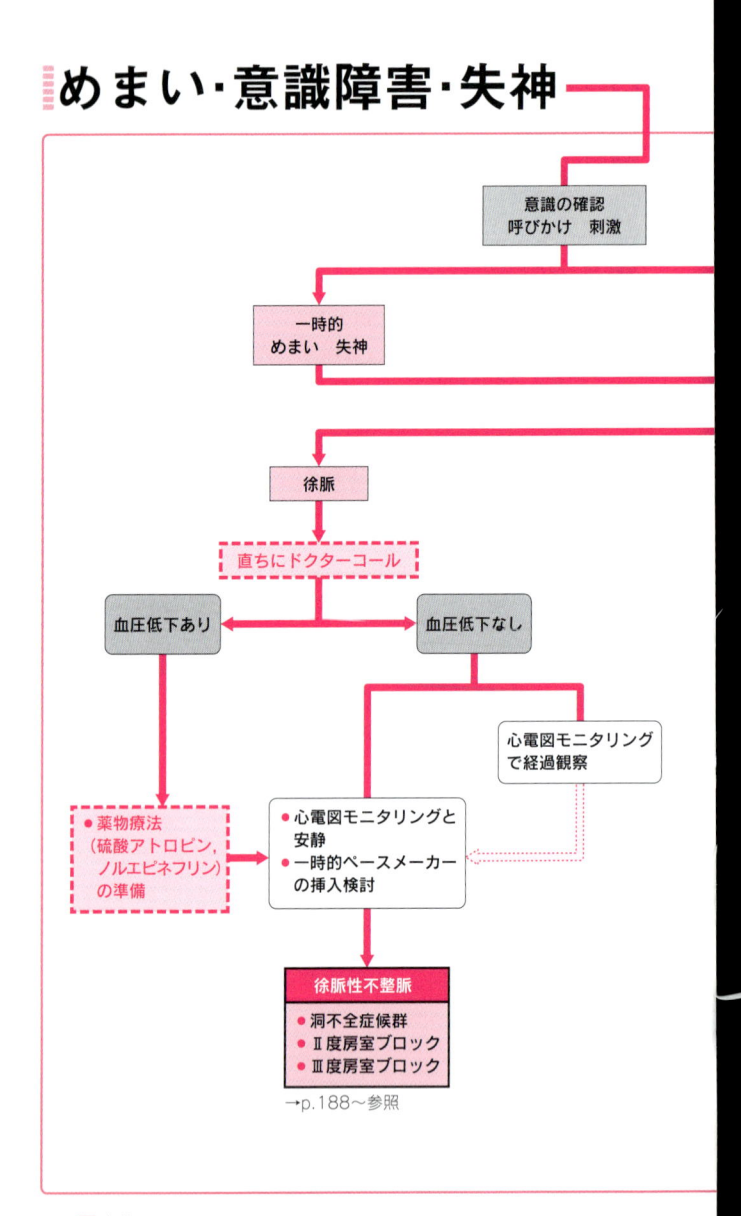

めまい・意識障害・失神

```
意識の確認
呼びかけ　刺激
    │
    ▼
一時的
めまい　失神
    │
    ▼
徐脈
    │
    ▼
直ちにドクターコール
   ┌──┴──┐
血圧低下あり ⇔ 血圧低下なし
   │           │
   │           ▼
   │       心電図モニタリング
   │       で経過観察
   │
   ▼
● 薬物療法      →  ● 心電図モニタリングと
 （硫酸アトロピン，    安静
　ノルエピネフリン）  ● 一時的ペースメーカー
 の準備              の挿入検討
                     │
                     ▼
              ┌─────────────┐
              │ 徐脈性不整脈 │
              ├─────────────┤
              │ ● 洞不全症候群│
              │ ● Ⅱ度房室ブロック│
              │ ● Ⅲ度房室ブロック│
              └─────────────┘
                →p.188〜参照
```

アルゴリズム

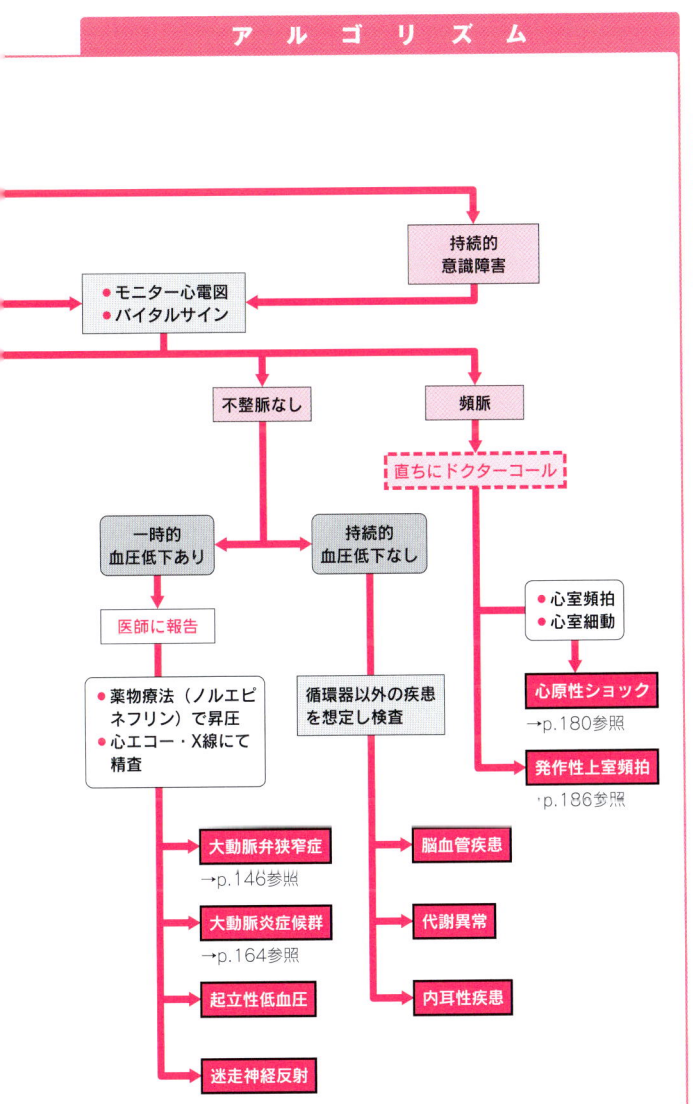

●めまい・意識障害・失神

発生機序

- めまい・意識障害・失神は，内耳性疾患や中枢性疾患，脳血管疾患，代謝異常の患者にみられる．循環器領域のめまいや意識障害は，心拍出量減少による失神性である．めまいや意識障害，失神がみられる患者の鑑別は重要．
- めまい・意識障害・失神を生じる代表的な循環器疾患としては，徐脈性・頻脈性不整脈*や大動脈弁狭窄症，大動脈炎症候群である（**図1**）．その他，低血圧症や迷走神経反射などにもみられる．

心臓のポンプ機能障害による心拍出量の低下

一時的な心停止	持続的な心停止
めまい・失神	心原性ショックによる意識障害

刺激伝導系障害

大動脈・大動脈弁疾患

迷走神経緊張反射
痛みや恐怖などの精神的刺激が誘因で迷走神経が緊張し，徐脈から血圧が低下し，失神を生じる

起立性低血圧
体位変換時や起立時に一過性の脳虚血状態となるため，立ちくらみが起きる．降圧薬服用時に生じることがある

大動脈弁狭窄症
心拍数増加と収縮性の増強により，拡張期の血液流入障害と駆出流出路の障害を増強させ，心拍出量の低下をまねく

大動脈炎症候群
鎖骨下動脈の起始部に狭窄病変が存在すると，脳底部領域の血液が，同側の椎骨動脈を逆流することで，鎖骨下動脈末梢の血流を維持する．そのため，同側上肢の負荷で血流需要が増加すると失神を生じる

徐脈性不整脈
- 失神を生じる最も代表的な疾患で，刺激伝導系障害により，脈拍が著明に低下した状態
- 心拍出量が減少し，血圧が低下して失神を生じる
- 主な疾患としては洞機能不全症候群（洞停止，徐脈頻脈症候群，心房細動），房室ブロック（Ⅱ度，Ⅲ度）がある

頻脈性不整脈
- 上室性の不整脈では意識は保たれるが，動悸などの自覚症状が強い
- 頻脈の持続では心拍出量減少により血圧低下がみられる
- 心室性の不整脈が持続すると意識障害，心原性ショックの状態となる
- 心室頻拍，心室細動
- 発作性上室頻拍

■図1　めまい・意識障害・失神の機序と主な循環器疾患

発生機序
- 心臓のポンプ機能（p.4参照）のどこかに異常が発生すると、心房から心室、全身への血液の循環がスムーズに行われず、心拍出量が減少する。そのため、頭部に流れるはずの血液が途絶えてしまい、めまいや気が遠くなるような症状が出現する。
- その状態がさらに悪化するか、または心停止の状態が5～10秒続くと意識を消失する。一時的な心停止で、数秒で脈拍・意識が回復する場合もある。そのまま心停止状態が続き、意識が戻らない場合は、心原性ショックによる意識障害として救急対応が必要となる。

判断基準
- 循環器疾患のなかで、めまい・意識障害・失神がよくみられるのは<u>不整脈</u>である。
- <u>意識障害</u>は頻脈性・徐脈性どちらの不整脈でも起こるが、頻脈によるものは、持続する<u>心室頻拍</u>または<u>心室細動</u>などの重症不整脈がほとんどであり、<u>心原性ショック</u>への移行を考慮した対応が必要となる（表1）。

■表1　徐脈性不整脈の分類と判断

	洞機能不全症候群	判断・対応
徐脈性不整脈	洞徐脈	一時的なものや無害なものが多く、緊急性はない
	洞停止	循環不全、意識障害が出現する
	洞房ブロック	緊急性がない場合が多いが、モニタリングを継続する
	徐脈頻脈症候群	徐脈時に失神を生じる可能性がある
	房室ブロック	**判断・対応**
	Ⅱ度房室ブロック Wenckebach型 Mobitz Ⅱ型　Ⅲ度房室ブロック	Wenckebach型Ⅱ度房室ブロックでは、全身の循環動態への影響は少なく、緊急性はない。MobitzⅡ型Ⅱ度房室ブロックやⅢ度（完全）房室ブロックでは、心室の収縮回数が減少し、徐脈となるため、心拍出量が低下し、循環不全やめまいなどの意識障害が出現する

※急性心筋梗塞後の徐脈では、心拍出量の低下による冠血流の不足で虚血発作の誘因や循環不全症状の出現、意識消失などに移行する危険性があり、緊急を要する。

＊洞結節からの刺激が発生し、1分間に60～100回の規則的な心臓のポンプ活動を正常洞調律といい、その範囲を超えて脈が速くなるものを頻脈性不整脈、遅くなるものを徐脈性不整脈と分類する。

判断基準
- めまいの訴えや失神のある患者にはモニター心電図を装着し，不整脈の有無や状態を確認する．脈拍数の低下，洞停止やブロックなどの波形を発見したら，意識・血圧・全身の循環状態などを確認し，心電図を観察しながら，同時に医師に報告する．

対処方法
- 対処方法を**表2**に示す．

■表2　意識障害・失神への対処方法

1. 意識の確認（一時的なものか，持続的なものか）
2. 人員を集める（呼びかけ，ナースコールなどで集める）
3. モニター心電図の確認と医師への連絡
4. 意識消失時は心肺蘇生開始（一時的な失神であれば安静とモニタリング）
5. 緊急処置，一時的ペースメーカー挿入の準備
※意識レベルが保たれている場合は，患者に不安を与えないように説明と対応を行う．

1. 突然意識を失った場合
- まずは意識と循環サインを確認する．有効な呼吸・咳・胸郭の動きの有無を5秒以上かけて観察する．
- 次に脈拍を確認する．意識障害や失神での脈拍は，末梢では触れにくいため，頸動脈で確認する．

2. 不整脈による意識障害の場合
- 呼びかけですぐに戻る失神の場合もあれば，救急蘇生が必要となる場合もある．

3. 徐脈性不整脈が持続する場合
- 循環不全を呈するので，硫酸アトロピンやノルエピネフリンで昇圧を図りながら，緊急で一時的ペースメーカー挿入が必要となる．

4. 呼びかけですぐに意識が戻る失神の場合
- 徐脈性不整脈が繰り返し起こる場合は，その度に失神を起こし危険を伴うため，継続的なモニタリングと患者の安静保持をしながら，**3.**と同様の循環不全への対応と，一時的ペースメーカー挿入の準備を行う．

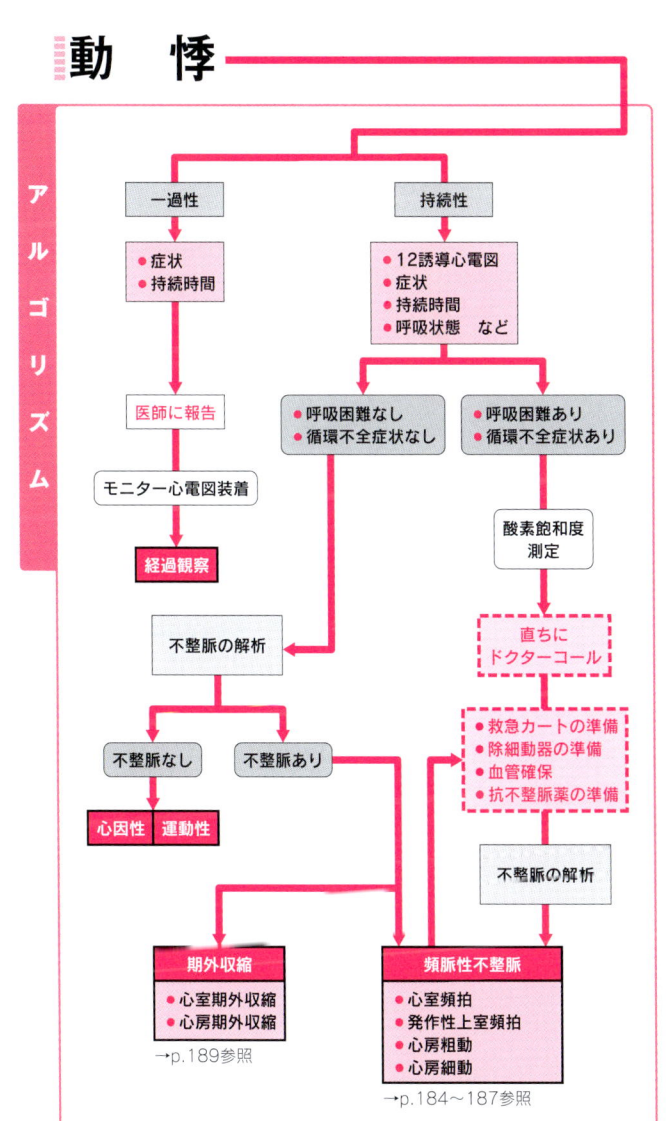

動 悸

アルゴリズム

動悸

```
                    ┌─────────────┬─────────────┐
                 [一過性]                    [持続性]
                    │                          │
              ・症状                    ・12誘導心電図
              ・持続時間                ・症状
                    │                  ・持続時間
                    │                  ・呼吸状態 など
                    │                          │
              【医師に報告】          ┌────────┴────────┐
                    │           ・呼吸困難なし    ・呼吸困難あり
          モニター心電図装着    ・循環不全症状なし ・循環不全症状あり
                    │                   │               │
              【経過観察】               │         酸素飽和度測定
                                         │               │
                                         │      【直ちにドクターコール】
                                         │               │
                                         │      ・救急カートの準備
                                         │      ・除細動器の準備
                                         │      ・血管確保
                                         │      ・抗不整脈薬の準備
                                         │               │
                                 [不整脈の解析]◀──        │
                                         │         [不整脈の解析]
                          ┌──────────────┤               │
                    [不整脈なし]    [不整脈あり]           │
                          │               │               │
                   【心因性】【運動性】    │               │
                                         │               │
                                  【期外収縮】      【頻脈性不整脈】
                                  ・心室期外収縮   ・心室頻拍
                                  ・心房期外収縮   ・発作性上室頻拍
                                  →p.189参照       ・心房粗動
                                                   ・心房細動
                                                   →p.184〜187参照
```

● 動　悸

発生機序
- 動悸とは，心臓の拍動を胸部の不快な症状として自覚したもので「胸のあたりがドキドキする」，「心臓の拍動を感じる」などと表現される状態をいう．
- 不整脈だけではなく，精神的緊張，運動後，喫煙後，コーヒーやアルコールの過飲，甲状腺機能亢進症などでも認められる（表1）．
- 動悸の原因となる病態は，① 心臓の調律異常，② 心臓の収縮力の亢進，③ 心因性由来に大別される（表2）．
- 動悸の訴え方により，ある程度疾患が予測できる（表3）．

■表1　動悸をきたす要因

循環器疾患性	不整脈性	● 期外収縮 ● 頻脈＊ ● 徐脈＊
	非不整脈性	● 器質的心疾患 ● 心不全 ● 高血圧
非心疾患性	二次性	● 高心拍出状態 　貧血 　発熱 　甲状腺機能亢進 ● 交感神経興奮 　褐色細胞腫 　低血糖 ● 低酸素
	心因性	● 心臓神経症 ● パニック障害 ● 過換気症候群など
生理的な原因など		● 運動，精神的興奮 ● コーヒーやアルコールの過飲

＊頻脈性・徐脈性不整脈ともに有効な心拍出量が得られない場合は，脳虚血状態となり，失神などを起こす．十分な酸素供給が得られない状態での不整脈は，心筋虚血を引き起こし，心機能の低下にもつながる．

発生機序

■表2 動悸の原因となる病態

- **心臓の調律異常**
  正常な心臓は，毎分60～70回の規則正しい心臓収縮を繰り返す．心臓の調律異常により規則性が障害され，いわゆる不整脈が出現すると動悸としての症状を認める
- **心臓の収縮力の亢進**
  発熱，甲状腺機能亢進症，貧血，低酸素血症，運動時では，心臓の収縮力を増加させることで，より多くの血液を全身に送り出す．また，大動脈弁逆流など心臓に戻る血液量が多い状態では，心臓の収縮力を亢進させることで心肺循環を調節している
- **心因性由来**
  動悸は自覚的・主観的な徴候であり，心因性に由来することがある．夜間の不安感，過換気，咽頭部の違和感を伴うこともある．心因性の動悸と診断する場合は，まず器質的疾患を除外する必要がある

■表3 動悸の訴え方による疾患の予測

- 心臓が一瞬止まってから，飛び跳ねるような動悸
  ⇒期外収縮
- 早鐘のような，パタパタと胸が躍るような動悸
  ⇒頻拍発作（心房頻拍，心房細動，洞性頻拍など）
- 心臓が大きく打つような，首のあたりで打つような動悸
  ⇒洞徐脈，完全房室ブロック，房室解離など

判断基準

- 動悸といっても，すぐに消失する場合（一過性）と持続する場合（持続性）がある．不整脈によるものではなく，洞頻脈による動悸もある．
- 動悸を訴える場合は，モニター心電図や12誘導心電図などで確認することが重要．そのうえで，循環動態への影響や心理的な影響を考慮し，対応が行われる．
- 血行動態，自覚症状を観察し，不整脈の既往がないか情報収集しながら，心電図とあわせて緊急性を判断し，医師に報告する．
- 不整脈が持続することにより心不全を合併した場合や循環動態に影響がなくても不快な自覚症状が持続する場合は，早急な対応が必要となる．いずれにしても，動悸の原因になっているものを除去することが重要である．
- 心不全の合併や悪化が考えられる場合には，呼吸状態にも注意が必要となる．
- 動悸を除去するには，抗不整脈薬による薬物療法や，電気的除細動などがある．状況を判断しながら，静脈ラインの確保や薬剤の準備などを進めていく．

対処方法

- 患者の主訴，意識レベルや呼吸，循環への影響がないかを考えながら対処する．

1. 動悸が一時的な場合
- モニター心電図を装着するなどして，動悸の原因を探る．

2. 動悸が持続している場合
- すみやかにバイタルサインと12誘導心電図をとり，不整脈の有無を確認し，医師に報告する．
- 心電図で重症不整脈が認められた場合は，緊急時に備え，血管確保や薬剤の準備を進める．

3. 意識レベル低下や脈拍触知が微弱の場合
- ショック状態となる可能性が高いため，すぐにドクターコールし，血管確保や救急カート・除細動器の準備をする．

4. 頻脈性不整脈による動悸で，心疾患（虚血性疾患・弁膜症）を有する場合
- 心不全の合併や循環動態の悪化をきたすため，すぐにドクターコールする．
- 呼吸困難のある場合は，ベッドをギャッチアップし，心電図をとる．

5. 徐脈性不整脈による動悸で，めまい・眼前暗黒感・失神などの脳虚血症状（Adams-Stokes症候群）のある場合
- 抗不整脈薬の準備や一時的ペースメーカー挿入の準備をする．

6. 心室頻拍などによる動悸の場合
- 意識レベルに注意し，意識が消失した場合はすぐにドクターコールし，他のスタッフを集めて心肺蘇生を開始する．

7. 抗不整脈薬の使用後や除細動施行後
- 12誘導心電図で不整脈が停止したか，動悸は消失したかの評価をする．

背部痛

アルゴリズム

```
意識レベルの確認
  ├── 意識レベル低下
  └── 意識レベル正常
        ↓
      ● バイタルサイン
      ● 痛みの部位・程度
        ↓
      ├── 血圧低下 → 直ちにドクターコール
      └── 血圧安定
            ↓
          心電図
            ├── ST変化あり → 直ちにドクターコール
            └── ST変化なし
```

意識レベル低下の場合:
心肺蘇生の準備
- 人員確保
- 挿管セット
- 除細動器
- 救急カート
- 移動用モニター

治療　検査
- 血液検査
- 心臓・腹部エコー
- 胸部X線
- 体部CT

疾患分類

左側:
- 呼吸器疾患
- 胆石，胆嚢炎
- 急性膵炎，食道・胃・十二指腸疾患
- その他の内臓疾患
- 整形外科的疾患

右側:
- 心筋梗塞 →p.120参照
- 狭心症 →p.110参照
- 心膜炎・心筋炎 →p.174・142参照
- 大動脈弁狭窄症 →p.146参照
- 急性大動脈解離 →p.156参照

● 背部痛

発生機序

- 背部痛は、脊椎や関節などの整形外科的な原因で発生する場合と心臓や肺、大血管、腹部臓器などの内臓に関連した原因で発生する場合がある.
- 心臓の場合は、狭心症や心筋梗塞に伴う心筋の虚血から発生し、大血管の場合は、動脈壁の解離や切迫破裂などに伴い発生する. また、腹部臓器の場合は、急性膵炎などにより発生する（表1）.

■表1 背部痛の原因となる疾患

- **心臓関連の疾患**
  - 狭心症や心筋梗塞では初期症状が背部痛のことがある. 冠血管拡張用の舌下錠を内服し、症状が軽快する場合は、狭心症の可能性がある
  - 急性大動脈解離では強烈な背部痛を訴える
- **呼吸器疾患**
  - 肺炎
  - 胸膜に水の溜まる胸膜炎
  - 肺の一部の囊胞が破れる気胸など
- **腹部臓器の疾患**
  - 急性膵炎によるものが代表的. アルコール性の膵炎でも背部痛を認める
  - 胆管の結石による急性膵炎では、腹痛に加えて背部痛も起こる

判断基準

- 意識レベルをJCSやGCSを用いて評価する（p.182参照）. 意識レベルに問題がなければ、バイタルサイン、痛みの部位・程度を確認していく. 意識レベルの低下を認めた場合は、すぐにドクターコールする.
- 血圧は、患者の日頃の血圧を参考に判断し、その血圧より著しい低下、または80〜90mmHg以下の場合はドクターコールする. また、著明な血圧上昇（180mmHg以上）の際にも医師に報告する.
- 心電図でST変化を認めない場合は、呼吸器・食道・胃・十二指腸疾患、その他の内臓疾患に起因する可能性があるため、検査結果と合わせて評価していく.
- 心電図でST変化を認めた場合は、心筋の虚血が考えられるため、ドクターコールし検査処置に備える.
- 大動脈解離（Stanford A型、p.156参照）で冠状動脈入口部にかかる場合は、心電図の変化が出現する. また、気胸の場合でも軸偏位を呈することがある.

対処方法

- 痛みの程度は，10/10を最大として現在の値を表現してもらう（「最も痛みが強かったときを10とすると，今はどのくらいの強さですか？」）．

1. **意識レベルに問題がない場合**
- 痛みの程度，持続時間，その他の自覚症状の有無，バイタルサインの測定を行う．

2. **血圧の低下を認めた場合**
- 直ちにドクターコールし，急変に備え，救急薬品などの準備を行う．

3. **心電図上，ST変化を認めた場合**
- 安静を保持し，直ちにドクターコールして指示を待つ．

4. **意識レベルの低下を認めた場合**
- 直ちにドクターコールし，バイタルサインの測定を行う．また，急変に備えて心肺蘇生の準備を行う．

背部痛

浮　腫

```
                          部位の観察
                         ／        ＼
                   下腿の浮腫      腹水　胸水
                        │            │
              [脛骨前面・足背を指     ● 静脈怒張・腫大
               で押して圧痕が残る]    ● 腹囲の増大
                        │           ● 肝腫大
                     体重増加
                     ／     ＼
         体重の日差変動    体重の日差変動
          （1kg以上）     （0.5〜1kg）
               │              │
          尿量の減少        経過観察
         （500mL/日以下）
         ／        ＼
● 術後の諸症状    医師に報告     ● 膠質浸透圧の低下
● 心原性ショック      │         ● 低アルブミン血症
● 出血            治療　処置
● 脱水など
      │                              │
    腎不全                         右心不全
```

28　2 症状

アルゴリズム

浮腫

```
                    ┌─────────────────┐
          ┌────────→│ 肺うっ血 肺水腫 │←────────┐
          │         └─────────────────┘         │
          │            │         │              │
          ▼            ▼         ▼              ▼
  ┌──────────────┐ ┌──────────┐ ┌──────────────┐
  │● 呼吸困難    │ │● 頻脈    │→│● 末梢冷感    │
  │● 呼吸数の増加│ │● 低心拍出量│ │● 末梢チアノーゼ│
  └──────────────┘ └──────────┘ └──────────────┘
          │            │
          ▼            ▼
  ┌──────────────┐ ┌──────────────┐
  │● 吸気時の湿性ラ音│ │● 不整脈の出現│
  │● 咳嗽が頻回  │ │● 血圧の低下  │
  │● 泡沫状の血性痰│ └──────────────┘
  │● 起坐呼吸    │         │
  │● 呼吸困難の増悪│       │
  └──────────────┘         │
          │                │
          ▼                ▼
  ┌──────────┐       ┌──────────┐
  │ 頭部挙上 │──────→│ 医師に報告│
  └──────────┘       └──────────┘
          │
          ▼
  ┌──────────────┐
  │意識レベルの確認│
  └──────────────┘
          │
          ▼
  ┌──────────────┐
  │  心肺蘇生の準備│
  │ ● 人員確保   │
  │ ● 挿管セット │
  │ ● 除細動器   │
  │ ● 救急カート │
  │ ● 移動用モニター│
  └──────────────┘
          │
          ▼
  ┌──────────┐       ┌──────────────┐
  │ 左心不全 │       │ 心原性ショック│
  └──────────┘       └──────────────┘
                         →p.180参照
```

浮腫

発生機序

- 浮腫とは，血管内の血漿と間質の両方に分布する細胞外液のうち，組織間液が異常に増加した状態を示す（**図1**）．
- 正常状態では，**図2**に示すように膠質浸透圧や組織圧は一定だが，静水圧は動脈側と静脈側で差があり，動脈側で高く，静脈側で低い．そのため，体液は一度組織へ出て，再び組織間から毛細血管内へ入り込む仕組みになっている．
- この仕組みを調節しているStarlingの法則による体液の移動が崩れることによって，間質の体液が増える．

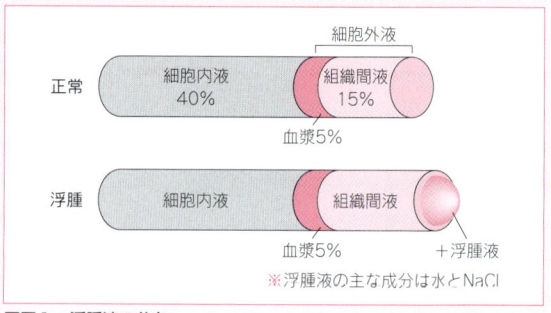

正常	細胞内液 40% ／ 組織間液 15% ／ 血漿 5% （細胞外液）
浮腫	細胞内液 ／ 組織間液 ／ 血漿 5% ＋浮腫液

※浮腫液の主な成分は水とNaCl

■図1　浮腫液の分布

動脈側 35↓ 25↑　25↓ 25↑　15↓ 25↑ 静脈側
+10 → 組　織 ← +10

↑膠質浸透圧　↓静水圧　　　　単位 mmHg

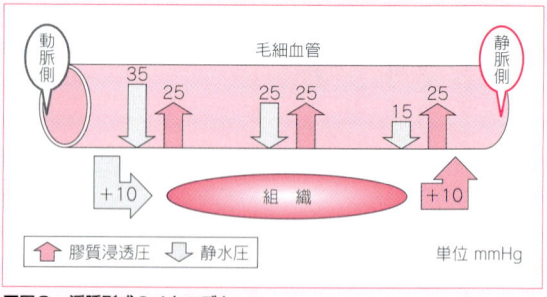

■図2　浮腫形成のメカニズム

- したがって，**図3**に示したような局所性因子・全身性因子により浮腫が起こる．
- 年齢別の体液組成を**表1**に示す．成人では体重の約60％は水で，その2/3は細胞内にあり，1/3が細胞外にある（細胞内はK^+，Mg^{2+}が高く，細胞外はNa^+，Cl^-が高い）．

発生機序

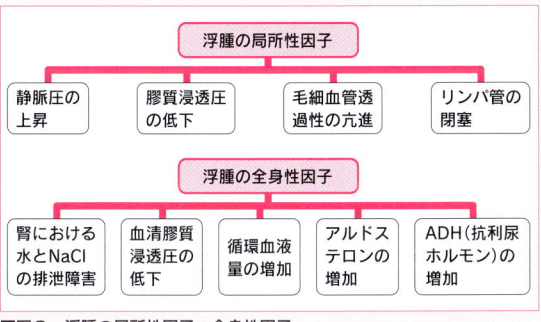

```
        ┌─────────────────────┐
        │   浮腫の局所性因子    │
        └─────────────────────┘
   ┌──────┬──────┬──────┬──────┐
 静脈圧の  膠質浸透圧  毛細血管透  リンパ管の
  上昇    の低下    過性の亢進   閉塞
```

```
        ┌─────────────────────┐
        │   浮腫の全身性因子    │
        └─────────────────────┘
 ┌────┬────┬────┬────┬────┐
 腎における 血清膠質 循環血液 アルドス ADH(抗利尿
 水とNaCl  浸透圧の  量の増加 テロンの ホルモン)の
 の排泄障害  低下           増加    増加
```

■図3 浮腫の局所性因子・全身性因子

■表1 年齢別の体液組成

項　目	新生児	小児	成人	高齢者
全体液量（%）	80	70	60	55
細胞内液（%）	40	40	40	30
細胞外液（%）	40	30	20	25

1. 下腿浮腫の発生機序

- 浮腫は重力に従って，通常，足背あるいは脛骨というように，下半身，足にみられることが多い．
- 毛細血管から間質への水の移動，あるいはリンパからのドレナージが悪いと，静脈系への血流の戻りが悪くなり，下腿浮腫が起こる．
- 片腕・片足だけに浮腫が出る場合は，全身的な病態メカニズムではなく，局所の静脈還流やリンパの流れが悪化する病態を考える．

2. 腎性浮腫の発生機序

- 腎以外に原因があって腎血流の低下が起こり，尿の生成が十分に行われない状態，または異化作用が亢進して腎の排泄機能を上回り，生体の恒常性が維持できなくなった状態により浮腫が生じる．
- 出血，心臓手術後，心筋梗塞などによる心原性ショック，脱水，感染症などにより起こる．

3. 胸水・腹水の発生機序

- 組織間液の病的増加（貯留）が胸腔内で起こった場合を胸水，腹腔内で起こった場合を腹水という．胸水と腹水はいずれも

発生機序

浮腫に伴って起こることがある．
- うっ血性心不全などにみられ，一般に組織間液の貯留により体重が2～3kg以上増加すると浮腫が認められる．

4. 肺うっ血・肺水腫の発生機序
- 左心不全に伴って左房圧・肺静脈圧が上昇し，平均肺静脈圧が15～20mmHgを超えると，肺うっ血が起こる．
- 肺静脈圧がさらに上昇し，血漿浸透圧を超えるようになると肺水腫となる．

判断基準

1. 下肢浮腫
- 下肢浮腫は，下腿，脛骨の圧迫による凹みなどにより判断するが，観察のポイントとしては，1日1回以上，一定の時間に，骨の上を指で押して，圧痕が残るかどうかを確認する．
- 1kg/日以上の体重の増加がある場合や500mL/日以下の尿量の減少がある場合には，医師に報告する．

2. 腹水
- 定期的に同部位で腹囲測定を行うとともに，肝腫の程度，頸静脈の怒張などを観察する．
- 腹囲の増加がある場合には，仰臥位で両側の側腹部の膨隆がないか，腹部全体の膨隆か，緊満はないかなどを観察し，体重の増加や呼吸困難の有無なども確認する．
- 上記の症状を伴う場合は，医師に報告する．

3. 肺うっ血
- 肺雑音・呼吸困難・血痰の有無などを観察する．
- 急性左心不全では，ピンク色の泡沫状の喀痰となる．
- 肺雑音は，湿性ラ音の有無と聴取される範囲を観察し，水平臥位で呼吸困難や血痰などが出現した場合や酸素飽和度の低下がある場合には，医師に報告する．

4. 肺水腫
- 喘鳴，起坐呼吸があり，湿性ラ音が全肺野に聴取され，末梢冷感やチアノーゼなどの出現がある場合には，直ちに医師に報告する．
- 気管支喘息などによる喘鳴，呼吸困難との鑑別が重要である．気管支喘息の場合には，乾性ラ音が聴取される．

対処方法

1. 下肢浮腫
- 継続して下肢浮腫の程度を観察するとともに，体重を観察する．
- 下肢の倦怠感や疼痛がある場合には，下肢に枕などを置き，挙上すると症状が緩和されるが，心不全症状が出現したり，悪化する場合があるので，呼吸状態や肺雑音の有無に注意する．

2. 腹水
- 腹水の増加により呼吸困難がある場合には，横隔膜を下げて呼吸面積を拡大させるため，起坐位やセミファーラー位などの体位をとる．

3. 肺うっ血および肺水腫
①呼吸困難を認めた場合（苦痛の緩和）
- 医師の到着までに体位（セミファーラー位，起坐位など）の工夫を行う．
- 呼吸状態の悪化に備え，アンビューバッグを患者のベッドサイドに準備する．
- 挿管に備え，挿管セット・人工呼吸器の準備をし，人を集める．また，急変時に備え，救急カートも配置しておく．

②循環不全を認めた場合
- 低心拍出量症候群に伴う状態悪化時は，医師の指示のもと，処置をしやすいようにベッド周囲の整理などの準備を行う．

③意識レベルの低下を認めた場合
- 人員確保（医師・看護師・臨床工学技士など）を行う．
- 呼吸・脈拍なし：心肺蘇生の開始．
- 呼吸・脈拍あり；挿管セット・救急カートの準備．
- 医師の指示のもと，治療　処置を行う．

3 検 査

- X線検査
- 心エコー検査
- CT検査
- MRI検査
- 心臓核医学検査
- トレッドミル検査
- 心電図
- 心臓カテーテル検査
- 電気生理学的検査
- 検体検査

X線検査

特徴
- 非侵襲的かつ簡便に検査ができる.
- 経過を評価する際にも有用.

代表的な所見
- 心血管疾患の代表的な所見を図1～4に示す.

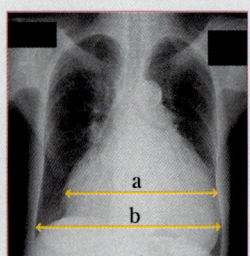

■図1 心拡大
心胸郭比 (a/b) 50％以上のとき「心陰影拡大」と読む. 心負荷のかかるあらゆる疾患でみられる.

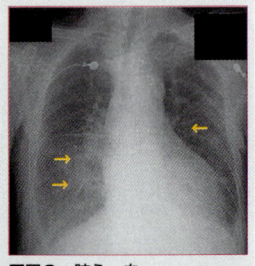

■図2 肺うっ血
心不全, 特に左心不全では肺静脈圧が亢進するため, 肺静脈の拡張がみられる.

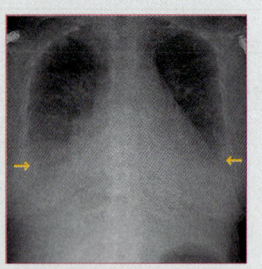

■図3 胸水貯留
胸腔内に液体が貯留すると肋骨横隔膜角（CP angle）が鈍になる. 特に右心不全では, 胸腔内に水分が貯留する.

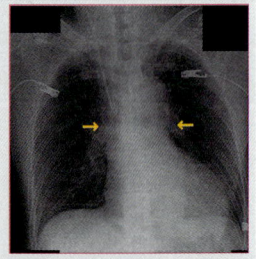

■図4 縦隔の拡大
大動脈解離, 大動脈瘤, 縦隔腫瘍などでみられる.

> **ココがポイント！** 心不全では, 心陰影拡大・肺うっ血・胸水などの所見がみられる！

心エコー検査

特徴
- 心臓の形態評価や血行動態評価を，ベッドサイドで非侵襲的に簡便に行うことができる．
- 体表面からのアプローチと食道からのアプローチがある．

禁忌
- 経食道心エコーの場合は，食道静脈瘤，キシロカインアレルギーなどに注意．
- 運動負荷エコーに関しては，運動負荷心電図の禁忌と同様．

代表的な方法

1. 経胸壁心エコー（図1）：心腔の拡大，肥大の評価，弁膜症の診断，虚血性心疾患の診断，先天性心疾患の診断，心内異常血流のスクリーニングなどを行う．

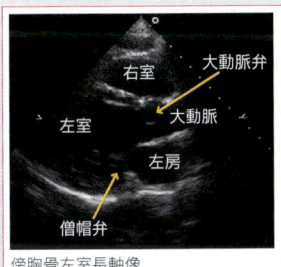

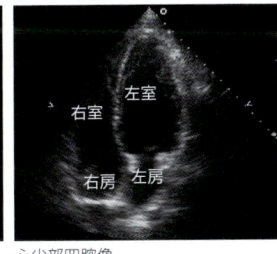

傍胸骨左室長軸像（右室，大動脈弁，大動脈，左室，左房，僧帽弁）

心尖部四腔像（右室，左室，右房，左房）

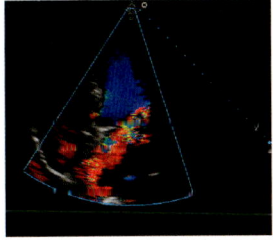

大動脈弁からの逆流ジェットがカラードプラ法*で描出される．

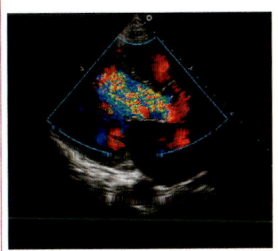

収縮期の左室から左房への逆流は，カラードプラ法による逆流ジェットとして描出できる．

■図1　経胸壁心エコー

---

*カラードプラ法では，血液の流れとその向きがわかり，探触子に向かう流れは赤で，遠ざかる流れは青で示される．

代表的な方法

2. 経食道心エコー（図2）
- 肺の影響を受けないため，明瞭な画像が得られる．
- 左心耳内血栓の有無，弁膜症の精査，大動脈解離の診断などが可能．

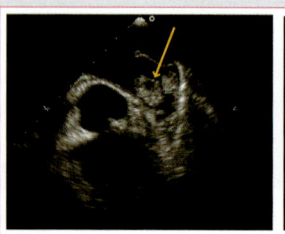

経食道心エコーを用いると左心耳内血栓（矢印）が明瞭に描出される．

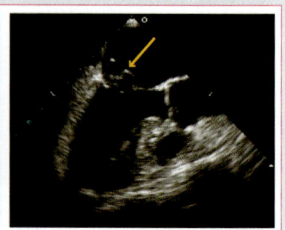

僧帽弁前尖が逸脱し，その先端に断裂した腱索が付着している．

■図2　経食道心エコー

3. 負荷心エコー（図3）：運動負荷，薬物負荷の前後で局所壁運動を評価する．心筋虚血や心筋バイアビリティーの評価を行う．

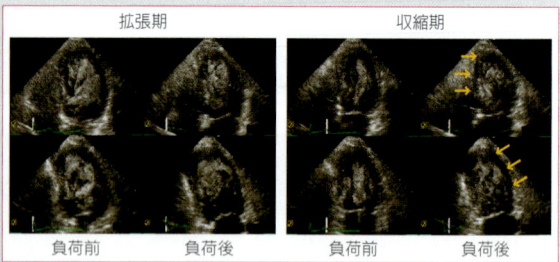

拡張期　　　　　　　　　収縮期

負荷前　　負荷後　　　　負荷前　　負荷後

■図3　負荷心エコー
運動負荷前後で画像を並べて壁運動を比較する．よりわかりやすく壁運動を評価するためにエコー用の造影剤を使用している．収縮期に壁運動の低下（矢印）がみられこの部位の心筋虚血が考えられた．

> **ココがポイント！** ベッドサイドで非侵襲的に心機能を評価できる

CT検査

特徴
- 冠動脈，大血管，末梢血管の高精細な解剖学的情報が非侵襲的に得られる．
- 放射線被曝がある．

禁忌
- 造影剤（ヨード）アレルギー（絶対的禁忌），気管支喘息の既往（相対的禁忌）．

代表的な方法

1. **大血管MDCT**[*]：頸動脈（狭窄，閉塞），肺動脈（肺塞栓症），動脈瘤（胸部，腹部大動脈），大動脈解離の有無を非侵襲的に評価・診断可能（図1・2）．

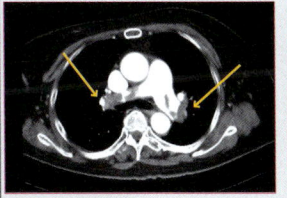

■図1　肺塞栓症
両側肺動脈に塞栓を認める．

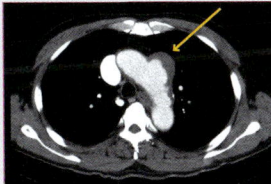

■図2　胸部大動脈瘤
遠位弓部に嚢状動脈瘤を認める．

2. **冠動脈MDCT**：非侵襲的に冠動脈狭窄評価が可能．

　例　狭心症，心筋梗塞

各種冠動脈MDCT評価法
① Volume rendering（図3）
② Curved multi-planar reconstruction
③ Cross section image（直交断面画像）

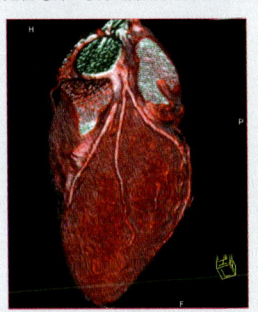

■図3　労作狭心症
左前下行枝に狭窄病変を認める．

*MDCT：multi detector CT．検出器が多列化したもの．冠動脈を撮るためには16ないし64列が標準とされている．

> **ココがポイント！**　CTでも非侵襲的に冠動脈をみることが可能になりつつある！

MRI検査

特徴
- 組織性状を非侵襲的に診断できる.
- 放射線被曝を伴わない.
- 心機能評価が簡便である.

禁忌
- 脳血管クリッピング術後.
- ペースメーカー／体内植え込み型除細動器(ICD)植え込み例.
- 造影剤（ガドリニウム）を使用する際は，造影剤アレルギー，気管支喘息の既往がある場合.

代表的な方法

1. **シネMRI**：心臓の動画が得られる．心室機能で局所壁運動の診断上，最も正確な検査法．
2. **負荷心筋パーフュージョンMRI**：冠動脈狭窄による心内膜下虚血を描出するのに使用．適応 狭心症
3. **遅延造影MRI**：造影剤（ガドリニウム）を静脈注射後，心筋梗塞領域，心筋瘢痕化領域を遅延造影領域として描出できる（図1）．適応 心筋梗塞，各種心筋症
4. **冠動脈MRA**：冠動脈全体の3D-MRA像を得ることで，冠血管の形態を描出できる．適応 狭心症，心筋梗塞

- **MRA（MR angio）**：MRにおける血管内腔の形態的な描出に用いる．時に造影剤を使用する．頭部，体幹部，四肢の末梢の動脈まで広い領域で使用される（図2）．

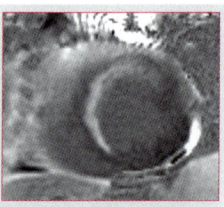

■図1　**左前下行枝（前壁中隔）心筋梗塞**
遅延造影MRIにて前壁中隔領域に心内膜有意に壁厚50%以上の遅延造影陽性領域を認める．

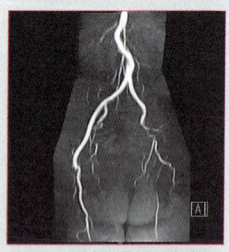

■図2　**閉塞性動脈硬化症**
左総腸骨動脈閉塞，左大腿動脈の閉塞を認める．

> **ココがポイント！** MRIは造影剤なしでも血管を描出できる！

心臓核医学検査

特徴
- 血流,代謝,交感神経機能など種々の心臓機能を画像化できる.
- 運動あるいは薬剤負荷の併用により心筋虚血の診断ができる.
- 放射線医薬品を用いて非侵襲的に行える(表1).

禁忌

気管支喘息患者への薬剤負荷.

■表1 主な放射性医薬品と目的

	放射性医薬品	目的
心筋血流	● ^{201}TlCl(塩化タリウム) ● ^{99m}Tc-tetrofosmin ● ^{99m}Tc-MIBI	● 心筋虚血の検出 ● 心筋生存能の評価
心筋脂肪酸代謝	● ^{123}I-BMIPP	● 心筋脂肪酸代謝異常の検出
心筋糖代謝	● ^{18}F-FDG	● 心筋生存能の評価
心臓交感神経機能	● ^{123}I-MIBG	● 心臓交感神経機能の評価
急性心筋壊死	● ^{99m}Tc-ピロリン酸	● 病変部位の同定

代表的な方法

1. 運動負荷心筋血流SPECT

- 虚血心筋では負荷直後,虚血部と健常部の差が大きくなり,虚血部位は集積低下となる.安静にして数時間後は^{201}TlClが虚血部位にも取り込まれ,再分布がみられる(図1).
- 心筋梗塞で心筋が完全に壊死した場合は再分布がみられないため,狭心症との鑑別が可能.

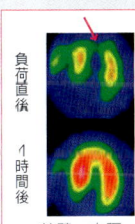

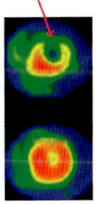

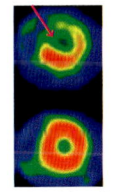

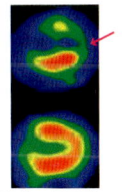

前壁,中隔,心尖に欠損を認め(上段矢印),数時間後の遅延像(下段)では完全再分布を認める.これより左前下行枝領域の虚血がわかる.

■図1 負荷^{201}Tl SPECT

> **ココがポイント!** 障害心筋が可逆的か不可逆的かを評価することは,治療方針を決定するうえで重要!

トレッドミル検査

特徴
- 虚血性心疾患（労作狭心症や運動誘発性冠攣縮性狭心症）の診断．
- 虚血が出現する負荷量の評価や予後の推定．
- 治療効果の判定（薬物治療やPCI，CABG前後での比較）．
- 虚血性心疾患のスクリーニング（見かけ上，健康な人への負荷によるスクリーニング）．
- 運動処方（心臓リハビリテーション）や日常生活の活動範囲の目安を決定．
- 運動による不整脈の誘発や増減の評価．

禁忌
- 急性心筋梗塞の急性期，不安定狭心症，高度大動脈弁狭窄症，急性期の心不全，急性大動脈解離，急性肺塞栓症など．

方法
- 循環器の医師が立ち会い，検査中の症状や12誘導心電図，血圧を監視する（図1）．
- ベルトコンベアの上を歩いてもらい，心電図と血圧を記録する．
- 心電図の変化（図2）や症状を確認しながら，一定時間ごとに速度と傾斜を上げて負荷を増やす．
- 目標の心拍数に達したら運動を終了して，症状，心電図，血圧の回復状態を観察する．

【中止基準】
- 予測最高心拍数（220－年齢）の90％（目標心拍数）

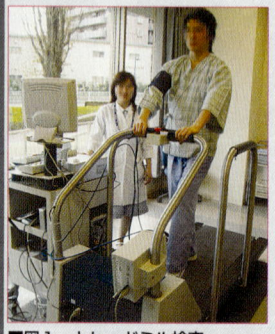

■図1　トレッドミル検査

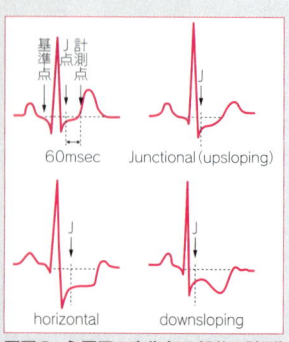

■図2　心電図の変化（ST部分の計測）

方法
- 収縮期血圧250mmHg以上
- 判定基準の陽性所見（下記参照）
- 不整脈（PSVT，VT，PVC short run，AV blockなど）の出現
- 収縮期血圧の20mmHg以上の低下　など

【判定基準】
- 陽性（positive）
  - ST上昇≧1mm
  - horizontal ST低下，downsloping ST低下≧1mm
  - 肢誘導でのST低下≧1mm
  - Junctional ST低下≧2mm（J点＋60msec）
  - 陰性U波
  - 運動による狭心症様胸痛の発現

【判定不能】
- 完全左脚ブロック，WPW症候群
- 完全右脚ブロックのV_1～$_3$のST低下

ココがポイント！
- 検査前には必ず最近の胸痛の有無を確認！
- 中止基準と判定基準は必ず確認！

トレッドミル検査

MEMO

CPX(cardiopulmonary exercise test：心肺運動負荷試験)

- 心電図と呼気ガス分析装置を装着して運動負荷をかけることで，運動中の心臓の状態を把握しながら被験者の運動耐容能（いわゆる体力）を評価する検査．
- 心機能の評価は，主に心電図所見をみることで虚血性心疾患，その他の心疾患の有無や程度を判定する．また，呼気ガス分析装置で1分間に吸う酸素と吐く二酸化炭素を測定することにより最高酸素摂取量（peak VO_2）や嫌気性代謝閾値（AT）等を算出し，心不全における心機能分類の指標や治療効果の判定，運動耐容能の評価を行う．
- 心疾患や高血圧，糖尿病などで運動療法が必要な人が，心臓に過剰な負担をかけずに安心して運動を行える強さがわかる．運動療法やリハビリテーションの際の運動処方作成に用いる．

心電図

方法
1. **12誘導心電図（図1）**：両手，両足，および前胸部6か所に電極（計10個）を貼り付けて記録する．
2. **モニター心電図（図2）**：心拍の状態や，不整脈の発生などをとらえるために，簡略的に3か所の電極で心電図を記録する．R波が最も高く出る貼り方が望ましいが，通常はⅡ誘導で付ける．

【心電図の仕組み】

- 右心房の上部，上大静脈の付け根のあたりに，心臓のペースメーカーである洞結節（図3-①）がある．ここから出た電気刺激は，心臓のなかの電線のような機構（刺激伝導系）を通って心臓全体に伝わっていく．
- 電気の流れは，まず心房に伝わることにより，心房の収縮を発生させる．次にその電気は心房と心室を唯一電気的につないでいる房室結節（図3-②）のなかを通って，心室に伝わる．房室結節のなかでは，電気はゆっくりと伝わるため（0.1～0.2秒程度），心房の収縮が完全に終わってから心室に電気が伝わり，心室の収縮が起こる．

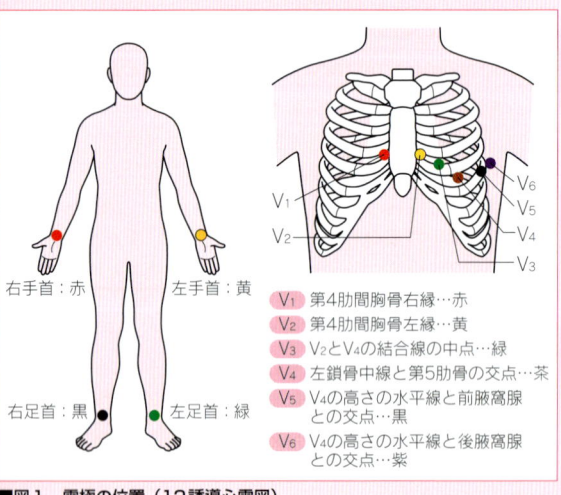

右手首：赤　　左手首：黄

右足首：黒　　左足首：緑

- V_1 第4肋間胸骨右縁…赤
- V_2 第4肋間胸骨左縁…黄
- V_3 V_2とV_4の結合線の中点…緑
- V_4 左鎖骨中線と第5肋骨の交点…茶
- V_5 V_4の高さの水平線と前腋窩腺との交点…黒
- V_6 V_4の高さの水平線と後腋窩腺との交点…紫

■図1　電極の位置（12誘導心電図）

方法

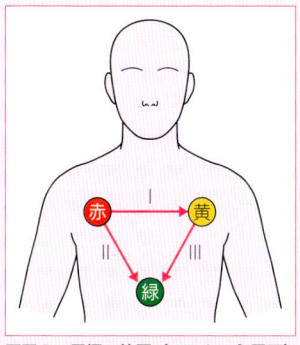

■図2 電極の位置（モニター心電図）

心電図

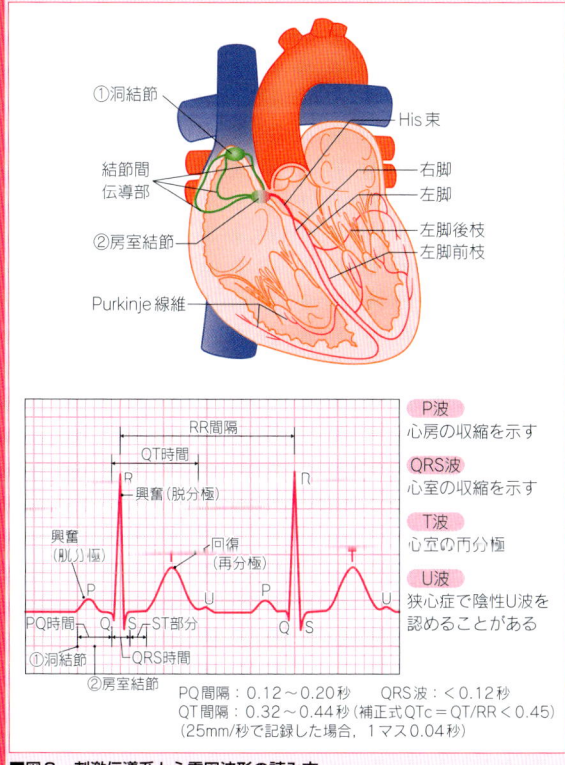

① 洞結節
結節間伝導部
② 房室結節
His束
右脚
左脚
左脚後枝
左脚前枝
Purkinje線維

P波
心房の収縮を示す

QRS波
心室の収縮を示す

T波
心室の再分極

U波
狭心症で陰性U波を認めることがある

RR間隔
QT時間
興奮（脱分極）
興奮（脱分極）
回復（再分極）
PQ時間　ST部分
QRS時間
① 洞結節
② 房室結節

PQ間隔：0.12〜0.20秒　　QRS波：< 0.12秒
QT間隔：0.32〜0.44秒（補正式QTc＝QT/RR < 0.45）
（25mm/秒で記録した場合、1マス0.04秒）

■図3　刺激伝導系と心電図波形の読み方

特徴 ● 以下に代表的な疾患・病態の心電図（**図4～23**）とその特徴を示す．

1. 頻脈性不整脈

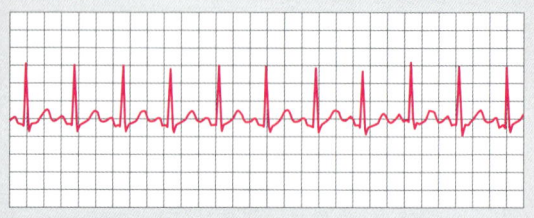

■図4　洞頻脈
P波とQRS波が一定間隔で規則正しくつながっているが，心拍数は100回/分以上．交感神経の亢進状態（不安・疼痛・恐怖・発熱・運動・緊張）に伴うことが多い．

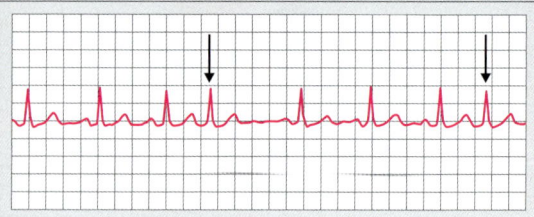

■図5　上室性期外収縮
予定された周期より早くP波が出現し，その後QRS波が続く．交感神経の緊張状態で増えるため，新しく出現したときや頻度が増してきたときは，記録を残しバイタルサインをチェックする．

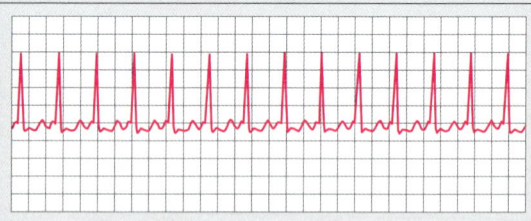

■図6　発作性上室頻拍
心室より高位（上室性）に原因のある頻拍症．通常，QRS間隔は狭く，規則的．代表的なものに房室結節回帰性頻拍（AVNRT），房室回帰性頻拍（AVRT）などがある．

> **ココがポイント！**　「上室性」とは心室性に対してHis束より上の部位を指す

特徴

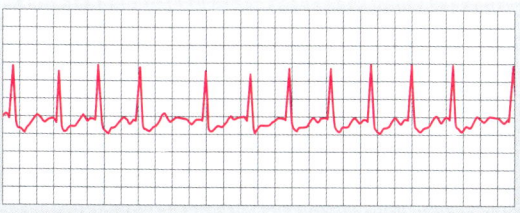

■図7 心房細動（AF）
QRS間隔が不規則でP波を認めない．QRS波の間に小さく揺れる波（f波）を認めるが，小さくて見えないこともある．徐脈（HR＜60）になることも頻脈（HR＞100）になることもある．一時的に発生するものを発作性心房細動（pAF），慢性化しているものを慢性心房細動（cAF）とよぶ．

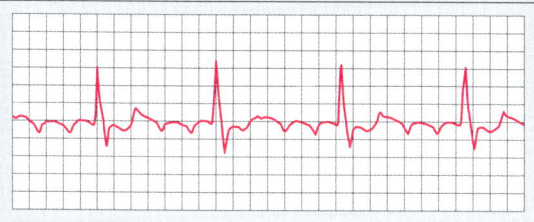

■図8 心房粗動（AFL）
基線が鋸歯状波（のこぎりの歯のような波：F波）を示し，F波のレートは240〜350回/分を示す．鋸歯状波に対しQRS波は2：1〜4：1などの比で出現する．

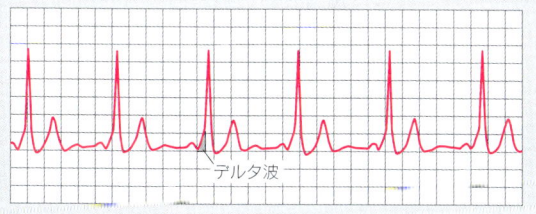

デルタ波

■図9 WPW症候群
PQ時間の短縮（0.12秒以下）とデルタ波（QRSにつながる三角形の波）が特徴．デルタ波を伴うためQRS間隔は広くなる．頻脈発作を起こしていなければ緊急で治療する必要はない．ただし，発作性上室頻拍あるいは心房細動を伴う頻脈（QRS間隔が広くなる）の場合には緊急の治療が必要となる．

心電図

特徴

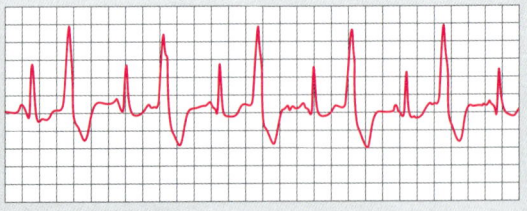

■図10　心室期外収縮
間隔の広いQRS波がP波を伴わず出現する状態．新しく出現したり，頻度が増したり，連発したときには要注意．

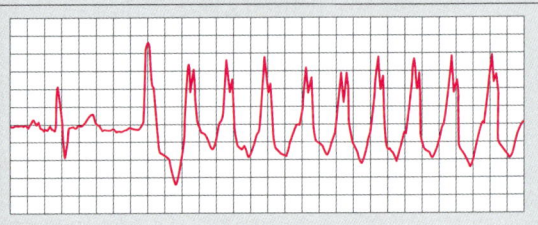

■図11　心室頻拍
間隔の広いQRS波が3連発以上続いた状態．要注意．

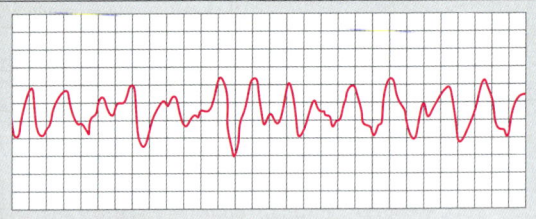

■図12　心室細動
間隔も高さも不規則な波形が続く状態．直ちに救命処置が必要．

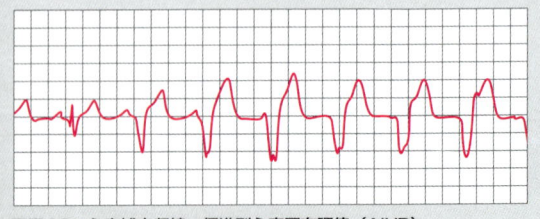

■図13　心室補充収縮・促進型心室固有調律（AIVR）
間隔の広いQRS波にP波が先行していないか，あってもブロックになっているため注意．

特徴 2. 徐脈性不整脈

SSS(Ⅰ):正常な心電図波形だが,脈拍数は60回/分未満.

SSS(Ⅱ):突然P波が消失する.

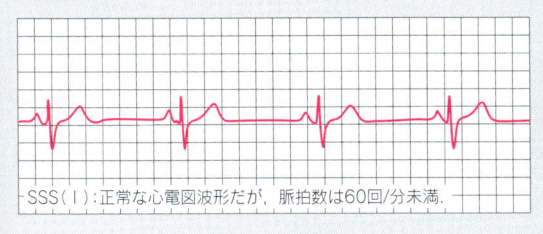

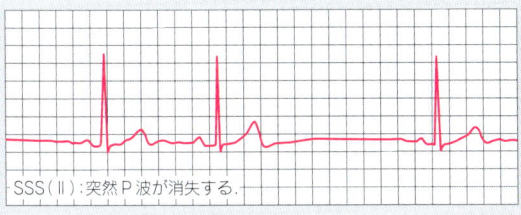

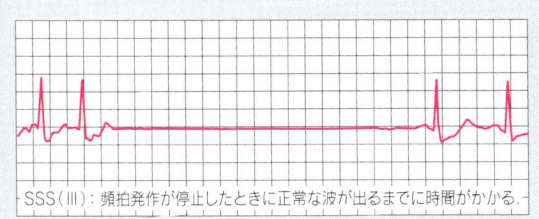

SSS(Ⅲ):頻拍発作が停止したときに正常な波が出るまでに時間がかかる.

■図14 洞不全症候群:SSS(Ⅰ,Ⅱ,Ⅲ)
P波の発現頻度が少ない.補充調律が出現することもある.以下の3型に分類される.
 Ⅰ型:洞徐脈
 Ⅱ型:洞停止または洞房ブロック
 Ⅲ型:徐脈頻脈症候群(Ⅰ,Ⅱに頻脈発作を合併する)

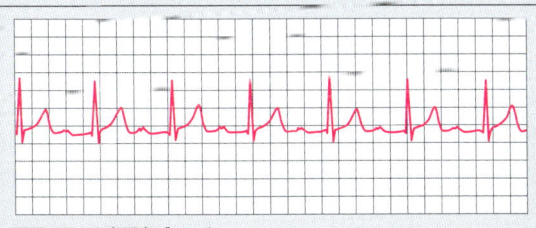

■図15 Ⅰ度房室ブロック
PQ間隔が0.21秒以上.心電図上は5mm以上あくことになる.

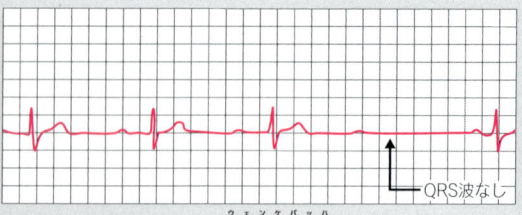

■図16 Ⅱ度房室ブロック（Wenckebach型）
PQ間隔が徐々に延長し，QRS波が脱落する．

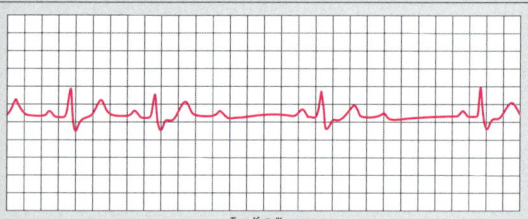

（QRS波なし）

■図17 Ⅱ度房室ブロック（MobitzⅡ型）
PQ間隔が一定で，突然QRS波が脱落する．基本的にはペースメーカーの適応．

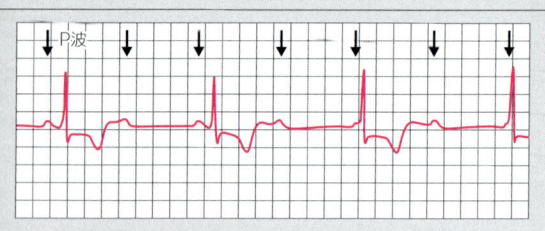

■図18 Ⅲ度房室ブロック
P波とQRS波が，それぞれ無関係に出現．ペースメーカーの適応となる．新たに出現した場合や症状（意識消失・眼前暗黒感・めまい）を訴えた場合，RR間隔が長くなった場合は，早急に医師に連絡する．無症状で心拍数が落ち着いていても厳重なモニター管理が必要．

特徴

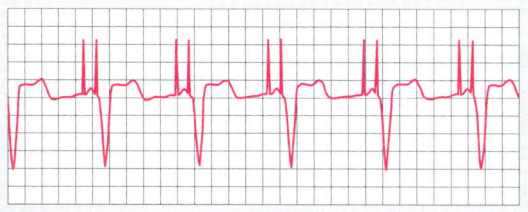

3. ペースメーカー

■図19 ペースメーカー心電図（DDD）
P波またはQRS波の直前にスパイクが出現．QRS間隔は広い．代表としてDDDの例を示す．

4. 虚血性心疾患

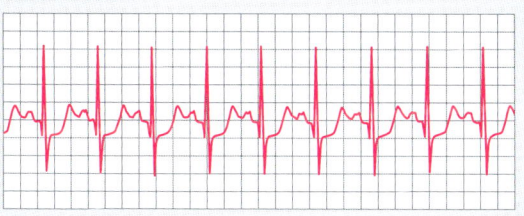

■図20 狭心症（ST低下）
典型的にはST低下を認め，ほかにT波の平坦化や陰性T波の出現などがみられる．

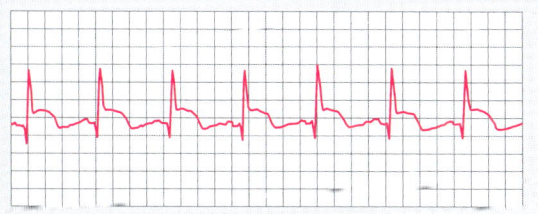

■図21 急性心筋梗塞（ST上昇）
超急性期にはT波の先鋭化を認め，急性期にはST上昇を認める．その後Q波が出現し，T波が陰転化する．

特徴

5. アーチファクト

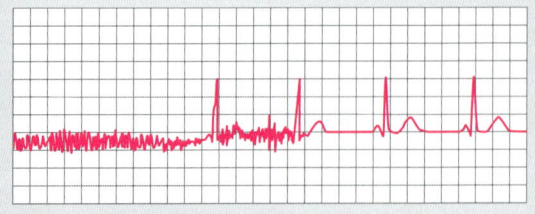

■図22　アーチファクト
電極が外れたり体動により，波形が平坦になったり不整脈とまぎらわしい波形になる．電極が外れていないか，体動がなかったか確認する．

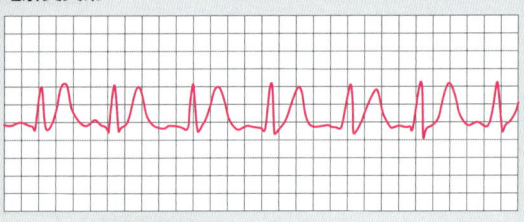

6. 電解質異常

■図23　高カリウム血症
高いテント状のT波，平坦なP波が特徴．進行するとQRS間隔が幅広くなりPQ間隔が延長する．心室細動など致死的不整脈に移行する可能性があるため，除細動器をはじめとした蘇生器具を準備しておく．カリウム値をチェックする必要があるため，採血の準備をする．

●看護のポイント

12誘導心電図

検査前

1. 正常心電図を把握する
2. 機器の準備・点検
- いつでも迅速に心電図がとれるように，機器の点検と準備をしておく（表1）．

3. 患者への説明と準備
①検査の説明を十分に行う：不安や緊張により心電図に筋電図が混入することがあるので，リラックスしてもらう．

■表1　機器使用前の点検項目

- ☐ 充電されているか
- ☐ 電源は入るか，作動するか
- ☐ 感度は1mVに設定してあるか
- ☐ 記録速度は25mm/秒になっているか
- ☐ 記録用紙はあるか
- ☐ 必要物品はあるか（クリーム，吸盤，ティッシュペーパー，予備の記録用紙）
- ☐ コード類は絡まっていないか
- ☐ 所定の位置にあるか

検査前

②胸部と四肢が露出できるようにする：ストッキングや靴下は脱いでもらう．靴下は足首が露出できれば下げるだけでもよい．同時にプライバシーが保護されるように不必要な露出は避け，環境に十分配慮する．

③胸毛が多い場合は必要時剃毛をする：電極の装着に支障がある場合は，患者へ説明し同意を得てから，最小範囲の剃毛をする．

④磁気のあるものは外してもらう：時計やネックレスなどの貴金属も外しておく．

⑤交流障害の原因になるような電化製品がある場合はそれらの電源を切る：ME機器を使用している場合は，その機器のアースをとる．

⑥室温を適度に調節する：悪寒により心電図に筋電図が混入することがあるので，保温に留意する．

⑦頻回に心電図をとるときは位置を一定にするために油性マジックで皮膚に印をしておく．

検査中・後

1. 心電図をとる

- 表2に示した手順に沿って，心電図をとっていく．

■表2　心電図測定の手順

1. 測定前にも表1の点検，準備を行う
2. 患者の左側に心電計を置き，測定者も左側に立つ
3. 患者は水平仰臥位にする．不可能な場合は，体位を記録しておく
4. 四肢にクリームを塗布し，電極をつける（p.44参照）
5. 胸部にクリームを塗布し，電極をつける（p.44参照）
6. 記録を始める前に以下の点を再度確認する
    - 感度は1mVに設定してあるか
    - 記録速度は25mm/秒になっているか
    - 電極の位置は正しいか
7. スタートボタンを押し，記録を開始する
    - 四肢を6拍前後記録後，胸部を6拍前後記録する
    - 呼吸による基線の揺れがある場合は，深呼吸後呼気でしばらく呼吸を止めておくよう依頼する
8. とり終わったなら以前の心電図と比較する
9. 終了後は患者へ終了したことを告げ，すみやかに電極を外し，患者の衣服を整える

2. 以下のことを観察する

①P波，QRS波，T波の有無，形，それぞれの間隔
②心拍数
③患者の自覚症状と他のバイタルサイン

モニター心電図

検査前

1. 警報設定を行う
- 必ずアラームが鳴るようにしておく（心拍数の異常, 心室期外収縮, 心室頻拍, 心室細動）.
- アラーム設定は患者の状態に合わせて行い, 勤務の開始, 終了後は確認を行う.

【アラームが鳴ったときの対応】
① 必ず画面を見て波形を記録し, 異常を確認する.
② アラームが鳴らなくても異常と思ったら, 波形を記録して前の記録と比較する.
③ 患者の観察を行う.

検査中

1. 電極の装着と装着部位の皮膚の観察
- 同じ場所に貼付しないよう定期的に場所を変更する.
- 貼付部位を変更した際は, 波形を記録し残しておく.

2. 波形の確認
- 時間を決めて波形の記録をする.
- 時間を決めて過去の記録（リコール）を確認する.

3. 患者の状態の把握
- 個々の患者の波形を覚える.
- 誘導部位や体位による違いを知る.

MEMO
心電図波形をきれいに出すポイント

1. **電極貼付部分をアルコール綿で拭く**
   電極が皮脂などで汚れているときは, ノイズが発生し波形の同定が困難であることが多いため, 汚れをアルコール綿で拭き取り, 乾燥後に電極を貼付する.

2. **良い誘導を選択する**
   12誘導心電図の波形からP波とQRS波, T波の区別をしやすい誘導を選択する.

3. **筋電図を出さない工夫をする**
   緊張や悪寒, 体動などの影響を除くために, 電極貼付部位を工夫し, 電極をテープで固定する.

4. **定期的に電極の貼付位置を変更する**
   電極の貼付が長期になる場合は, 定期的に貼付位置を変更することで皮脂によるノイズの予防や皮膚のかぶれなどのトラブルを回避する.

心臓カテーテル検査

特徴
- カテーテル（検査用の細い管）を手足の血管を通して心臓まで到達させ，心臓の機能や形態を調べる検査．
- 心臓カテーテル検査には，①心内圧曲線の分析，②心拍出量の測定，③心内血液ガス分析（短絡血流量の測定など），④選択的心血管造影（冠動脈造影，左室造影，大動脈造影），⑤心筋生検，⑥電気生理学的検査（EPS）などがある．

禁忌
- 熱性疾患の合併，血液凝固線溶系の異常，重篤な造影剤アレルギー，高度の腎機能障害，高度の閉塞性動脈硬化症などでは原則としてカテーテル検査を避ける．

適応
- 十分な病歴把握と身体所見から，検査を安全に行えるか，それとも高リスクを承知のうえで慎重に行うべき症例かを判断して適応を決定．

方法
- 大腿動静脈，上腕動脈，橈骨動脈などからアプローチする．
- 特に橈骨動脈アプローチは出血合併症が少なく，検査後の絶対安静も不要であるため，行われる機会が増えている．その場合，アレンテスト*を施行しておく．
- 以下に代表的な検査方法について述べる．

1. 冠動脈造影（図1）
- ①冠動脈疾患の確定診断，②重症度の把握と治療方針の決定，③先天性心疾患や弁膜症などの開心術前の評価を目的とする．

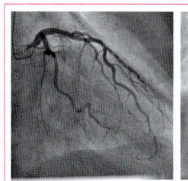

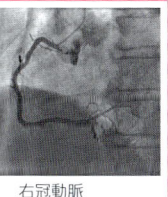

左冠動脈　　右冠動脈

■図1　冠動脈造影

---

*アレンテスト：患者の橈骨動脈，尺骨動脈の両方を圧迫し，手が蒼白になるまで数回握りしめてもらう．その後，尺骨動脈のみ圧迫を解除して白く変色していた手が赤くなるまでの時間をみる．5秒以内であればアレン陽性すなわち尺骨動脈からの血流が良好と判断する．10秒以上経っても赤変しない場合は陰性，5〜10秒は擬陽性である．

方法

- 冠動脈の区域分類はp.6参照．アメリカ心臓協会（AHA）の分類では，最も狭窄が強くみえる冠動脈像で25％以下の狭窄を25％，26～50％の狭窄を50％，51～75％狭窄を75％，76～90％の狭窄を90％，91～99％狭窄を99％とし，完全閉塞を100％と視覚的に評価する．

2. 左室造影（図2）

- 左室容積，駆出率（LVEF），左室局所壁運動などの情報を得ることができる．

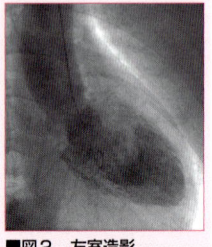

■図2　左室造影

- **図3**のように左室壁を7区分し，それぞれを正常収縮（normokinesis），収縮低下（hypokinesis），無収縮（akinesis），収縮期膨隆（dyskinesis），時差収縮（asynchrony），心室瘤（aneurysm）とに分ける．

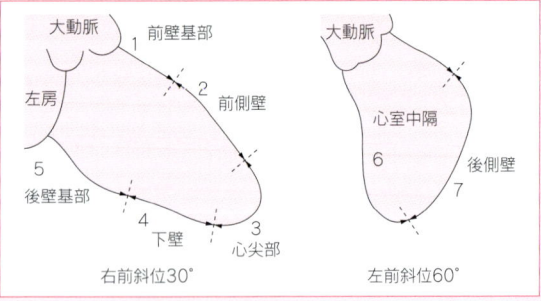

■図3　アメリカ心臓病学会の左室造影分類

3. 右心カテーテル検査

- スワン・ガンツカテーテルを主に用い，①心内圧の測定（右房圧，右室圧，肺動脈圧，肺動脈楔入圧など），②心拍出量の測定，③酸素飽和度の測定と短絡率の計算，④心血管造影などを目的として行われる．

4. 左心カテーテル検査

- 大腿動脈，橈骨動脈などから動脈を逆行してカテーテルを挿入していく検査法であり，動脈圧，左室圧の測定だけではなく，冠動脈造影，左室造影，大動脈造影なども行われる．

合併症

- 主な合併症を**表1**に示す.
- 不整脈対策としての直流除細動器や体外式ペースメーカーをはじめ,救急蘇生器具,薬剤,酸素吸入装置などを即時使用可能な状態に配備しておくことが必須である.
- 穿刺など疼痛を伴う手技中に,迷走神経反射により血圧低下や徐脈が生じた場合,硫酸アトロピンを静注し,急速輸液を行う.
- 検査が問題なく終了しても,例えば大腿動静脈穿刺例では絶対安静解除後に肺塞栓症を合併することがあり,病棟帰室後にも観察を怠ってはならない.

■表1 心血管造影の合併症

カテーテル操作に関連して起こるもの	● 冠動脈入口部損傷 ● 大動脈損傷 ● 動脈塞栓症 ● 不整脈
末梢血管の合併症	● 出血,血腫 ● 動静脈瘻,仮性動脈瘤 ● 血栓症 ● 感染
その他	● 腎不全 ● 脳血管障害 ● 肺塞栓症 ● 血圧低下,ショック ● 造影剤の副作用

> **ココがポイント!** 心疾患について多くの有用な情報が得られるが,侵襲性を伴う検査であり,合併症の発生には十分注意する!

心臓カテーテル検査

電気生理学的検査(EPS)

特徴
- 心腔内のさまざまな部位の電位を記録し，それらの部位に電気刺激を行うことで，不整脈の診断を行う検査．
- 不整脈の発生機序を分析し，発生部位の同定，薬効の評価，ペースメーカーや植え込み型除細動器，カテーテルアブレーションの適応を決めるなど，不整脈診療に大きな意義をもつ．

適応
- 失神やめまい，動悸発作などの症状があり，その原因として徐脈や頻拍が疑われ，他の検査では確認できない場合．
- 心停止蘇生例や非持続性心室頻拍例で心機能低下や基礎心疾患（心筋症，陳旧性心筋梗塞，Brugada症候群など）を有するときにリスク評価を行う場合．
- 心室頻拍や洞機能不全症例での薬効評価を行う場合．
- 具体的には，洞不全症候群や房室ブロックなどの徐脈性疾患およびWPW症候群や房室結節リエントリー性頻拍，心房粗動，心室頻拍などの頻脈性疾患に適応．
- 肥大型心筋症に対するペーシング療法や，心不全に対する両室ペーシング療法の有効性を確認する場合も適応．

方法
1. 通常，心臓カテーテル検査室で，X線透視下で行う．
2. 直径1.5～2mm程度の電極カテーテルを，鼠径部や鎖骨下，頸部の血管から，心腔内（高位右房，右心室心尖部，His束，冠静脈洞，左心室など）に挿入し，留置部位の電気的興奮を記録する（図1）．
3. その後，各種刺激法を用いて伝導能や不応期などを測定する．また不整脈を誘発し，その機序，起源の同定なども行う．
4. 検査のみで終了する場合と，WPW症候群や房室結節リエントリー性頻拍（図2）など，引き続きカテーテルアブレーション治療を行う場合とがある．

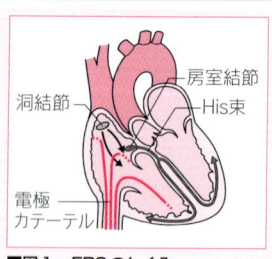

■図1　EPSのしくみ

合併症

- EPSは基本的に安全な検査であるが,心臓穿孔・心タンポナーデや塞栓症(脳梗塞および末梢血管塞栓),虚血性心疾患,重篤な心室性不整脈(心室頻拍・心室細動),局所血腫などの穿刺部血管障害,気胸など,さまざまな合併症を起こしうる.
- 急変に対応できるように,除細動器や救急カートの準備を行い,心臓外科医のバックアップ下で行うことが必要.

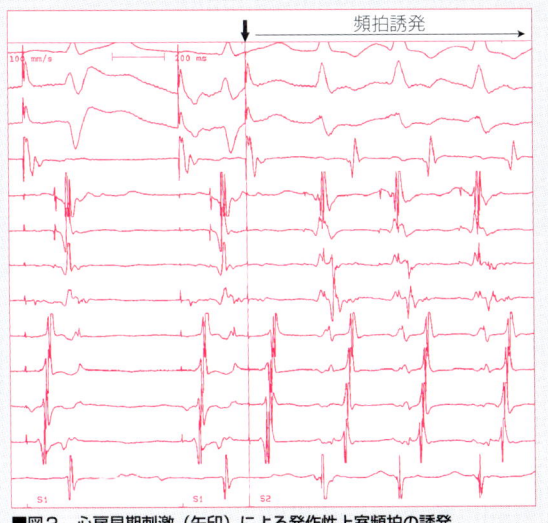

■図2 心房早期刺激(矢印)による発作性上室頻拍の誘発

電気生理学的検査

> **ココがポイント!** EPSはカテーテルアブレーション,ペースメーカー,植え込み型除細動器の適応を決めるうえで非常に有用な検査!

●看護のポイント（心臓カテーテル検査全般）

検査前

- 心臓カテーテル検査は侵襲的な検査であり，患者は不安や恐怖心を抱いているため，安心して安全に検査が受けられるよう支援する．
- 検査前の観察事項と対応を**表1**に示す．

■表1　心臓カテーテル検査前の観察事項と対応

観察事項	・バイタルサイン（血圧，脈拍数，心拍のリズム，脈拍波形） ・全身状態（腰・背部痛の有無，下肢痛やしびれの有無） ・自覚症状（動悸，胸部圧迫感，気分不快の有無） ・胸部症状の有無と程度，心不全徴候の有無 ・穿刺部および周辺の皮膚状態 ・穿刺部末梢の動脈触知の有無と程度 ・内服薬の種類と内服状況 ・検査データ：胸部X線，心エコー，心電図，核医学，MRI，感染症（HB，HCV，梅毒），腎機能，出血凝固系など ・感染徴候の有無 ・アレルギーの有無（造影剤や薬品） ・患者本人の疾患の受け入れ程度 ・情緒や言動
対応	1. 心臓カテーテル検査のオリエンテーションを行う 　→検査の流れを説明 　　①前処置（穿刺部の確認や剃毛，動脈触知の確認とマーキング） 　　②検査前の食事（午前検査時：朝食㊕，昼検査時：朝食可・昼食㊕） 　　③帰室後の安静 　　④帰室後の食事と水分摂取 　　　・帰室1時間後より食事摂取可 　　　・帰室後より水分摂取可 　　⑤付き添い人の来院時間の確認 2. 指示に沿った除毛を行う 3. 動脈触知のマーキングを行う 4. 検査着の準備 5. 固定用テープのパッチテスト 6. 不安や検査に対してわからないことなどは質問するよう伝える 7. 必要時はモニター心電図の監視，または12誘導心電図をとる

MEMO

患者への説明のポイント

- カテーテル検査中に体を動かすことは危険なので事前に以下について十分説明を行い，協力を得ておく．
① 時間を要すること
② 検査のために胸に異物感を感じることがあること
③ 自覚症状があれば，我慢せずに動かずに声をかけてもらうこと

<table>
<tr><td>検査後</td><td>

- 検査後は出血予防のために,穿刺肢の安静を強いられ心身ともに負荷がかかるため,苦痛緩和に努める.
- 圧迫止血時などの疼痛により迷走神経反射症状(ワゴトニー症状)を呈することがあるため,異常の早期発見に努める.
- 検査後の観察事項と対応を**表2**に示す.

</td></tr>
</table>

■表2 心臓カテーテル検査後の観察事項と対応

観察事項	<ul><li>バイタルサイン(血圧,脈拍数,心拍のリズム,脈拍波形)</li><li>全身状態(顔色,発汗,腰・背部痛の有無,下肢痛やしびれの有無,安静による苦痛の有無)</li><li>自覚症状(動悸,胸部圧迫感,気分不快の有無)</li><li>止血用具やテープのずれがないか</li><li>穿刺部位の血腫および出血の有無と程度,疼痛の有無</li><li>穿刺部および周辺の皮膚状態(血腫や内出血斑形成の有無)</li><li>動脈触知の確認</li><li>胸部症状の有無と程度,心不全徴候の有無</li><li>必要時はモニター心電図を装着する</li><li>アレルギー症状の有無と程度(造影剤や薬品)</li><li>水分出納(造影剤排出のため)</li><li>情緒や言動</li><li>感染徴候の有無(発熱,血液検査〈白血球数,C反応性蛋白〉,穿刺部位の状態)</li></ul>
対応	1. 再度安静解除までの流れを説明する ①帰室後の安静 <table><tr><th>穿刺部</th><th>大腿動静脈</th><th>上腕動脈</th><th>橈骨動脈</th></tr><tr><td>床上安静</td><td>4時間</td><td colspan="2">30分</td></tr><tr><td>トイレ歩行</td><td>4時間後</td><td colspan="2">30分後</td></tr><tr><td>安静</td><td>安静解除まで穿刺側の下肢は曲げない</td><td colspan="2">手首は曲げたり,ついたりしない</td></tr><tr><td>固定ベルト除去</td><td>4時間後</td><td colspan="2">6時間後または翌朝</td></tr><tr><td>固定テープ除去</td><td>5時間後または翌朝</td><td colspan="2">—</td></tr></table>②帰室後の食事と水分摂取 ・帰室1時間後より食事摂取可 ・帰室より水分摂取可(3時間以内に制限範囲内で水分摂取を勧める) 2. 環境整備(尿器や水飲みなどの準備をしておく) 3. 穿刺肢の皮膚色が悪いときはテープがきついことが考えられるため,医師に報告し,圧迫を調節する.血腫形成時も医師に報告し,大きさに沿って印をつけて経過を観察する 4. 早期排尿を促す(造影剤を早期に体外へ排出するため,水分摂取を促す) 5. 安静中の体位変換を補助する 6. 不安や検査に対してわからないことなどは質問するよう伝える 7. 必要時はモニター心電図の監視を行う

検体検査

- 循環器疾患との関わりが深い検査の基準値を**表1**に示す.

■表1　基準値一覧

検査項目	略称	基準値(成人)
白血球数	WBC	4.0〜8.0
赤血球数	RBC	男:427〜570　女:376〜500
ヘマトクリット値	Hct	男:39.8〜51.8　女:33.4〜44.9
血色素量	Hb	男:13.5〜17.6　女:11.3〜15.2
血小板数	Plt	15〜35
網赤血球数	Ret	0.2〜2.6
プロトロンビン時間	PT(PT%)	11〜13(80〜120)
活性化部分トロンボプラスチン時間	APTT	27〜40
PT-INR (international normalized ratio)	PT-INR	1
トロンボテスト	TT	70以上
総蛋白質	TP	6.3〜7.8
アルブミン	Alb	3.7〜4.9
総ビリルビン	T-bil	0.2〜1.0
直接ビリルビン	D-bil	0.0〜0.3
アスパラギン酸アミノトランスフェラーゼ	AST(GOT)	11〜33
アラニンアミノトランスフェラーゼ	ALT(GPT)	6〜43
乳酸脱水素酵素	LDH	200〜400
γ-グルタミルトランスペプチダーゼ	γ-GTP	男:10〜50　女:9〜32
アルカリホスファターゼ	ALP	80〜260
コリンエステラーゼ	ChE	男:322〜762　女:248〜663
アミラーゼ	AMY	60〜200
クレアチニン(ホスホ)キナーゼ	CK(CPK)	男:57〜197　女:32〜180
クレアチニン(ホスホ)キナーゼMB	CK-MB	25以下
総コレステロール	T-chol	130〜220
HDL-コレステロール	HDL-chol	40〜65
LDL-コレステロール	LDL-chol	60〜140
中性脂肪	TG	50〜150
リポ蛋白(a)	LP(a)	30以下
アポ蛋白A-I	ApoA-I	95〜180
アポ蛋白B	ApoB	45〜125
レムナント様リポ蛋白	RLP	5以下
尿素窒素	BUN	9〜21
クレアチニン	Cre	男:0.65〜1.09　女:0.46〜0.82
ナトリウム	Na	135〜149
カリウム	K	3.5〜4.9
クロール	Cl	96〜108
カルシウム	Ca	8.5〜10.5
マグネシウム	Mg	1.5〜2
C反応性蛋白	CRP	0.3以下
脳性ナトリウム利尿ペプチド	BNP	20以下
トロポニンT	TnT	0.1以下
ヒト心臓由来脂肪酸結合蛋白	H-FABP	3.2〜6.0

単位	ポイント
×10³/μL	心筋梗塞・感染症・白血病・ステロイド投与などで増加
×10⁴/μL	多血症・脱水などで増加　貧血にて減少
％	多血症・脱水などで増加　貧血にて減少
g/dL	多血症・脱水などで増加　貧血にて減少
×10⁴/μL	DIC・肝硬変・血液疾患などで減少
％	貧血などで増加
秒(％)	ワーファリン内服・肝硬変・DICなどで延長
秒	ヘパリン(40〜80程度にコントロール・ワーファリン投与・肝硬変・DICなどで延長
	ワーファリン投与にて延長. 2〜3(高齢者では1.5〜2.5)程度にコントロール
％	ワーファリン内服・肝硬変・DICなどで低下. ワーファリンは8〜25％程度にコントロール
g/dL	低栄養・重症肝障害・ネフローゼ症候群などで減少
g/dL	低栄養・重症肝障害・ネフローゼ症候群などで減少
mg/dL	肝疾患・溶血・胆道疾患などで増加
mg/dL	肝疾患・胆道疾患などで増加
IU/L	心筋梗塞・肝障害・筋肉疾患などで増加
IU/L	肝障害などで増加(ASTより特異性が高い)
IU/L	心筋梗塞(LDH1＞LDH2で増加)・肝障害・悪性腫瘍などで増加
IU/L	閉塞性黄疸・アルコール性・薬剤性肝障害などで増加
IU/L	閉塞性黄疸・肝胆道・骨疾患などで増加
IU/L	脂肪肝などで増加　低栄養・肝硬変などで減少
IU/L	膵炎などで増加
IU/L	急性心筋梗塞・心筋炎・筋肉疾患などで増加
IU/L	急性心筋梗塞・心筋炎などで増加. CKのなかで心筋由来のもの
mg/dL	虚血性心疾患では180未満を目指す
mg/dL	善玉コレステロール
mg/dL	悪玉コレステロール　虚血性心疾患では100未満を目指す
mg/dL	遺伝・肥満などで増加(食後は高値となる)
mg/dL	動脈硬化性疾患などで増加
mg/dL	低HDL血症・遺伝疾患・肝疾患などで減少
mg/dL	高脂血症・肝疾患などで増加
mg/dL	動脈硬化の危険因子
mg/dL	腎障害・脱水・消化管出血などで増加
mg/dL	腎機能障害・脱水などで増加
mEq/L	利尿薬投与・内分泌疾患などで減少(急速補正㊗)
mEq/L	増加・減少で不整脈(急速補正㊗)
mEq/L	利尿薬投与・内分泌疾患などで減少
mEq/L	低下によりQT延長
mEq/L	低下によりQT延長
mg/dL	感染症・炎症疾患・心筋梗塞などで増加
pg/mL	心不全にて上昇
ng/mL	急性心筋梗塞・不安定狭心症・腎不全などで増加
μg/L	急性心筋梗塞・不安定狭心症・腎不全などで増加

検体検査

※基準値は施設により異なる.

4 治　療

- 冠動脈カテーテル治療
- 補助循環
- 不整脈治療
- 薬物療法
- 外科治療
- 運動療法

冠動脈カテーテル治療(PCI)

目的
- 経皮的冠動脈形成術(PCI)は,冠動脈の動脈硬化病変に対して行う治療法の1つ.
- PCIにより狭心症や心筋梗塞の原因となっている冠動脈の狭窄や閉塞を解除し,心筋血流を増加させる.
- 狭心症をはじめとした自覚症状の改善および心筋梗塞などの心事故を予防することが目的.

適応
- 十分な内科治療にもかかわらず狭心症状がある患者.
- 客観的な虚血の証拠(運動負荷心電図あるいは核医学検査など)があり,広い心筋領域に血液を供給する血管に高度な病変(>70%の内径狭窄)を認める場合.
- 不安定狭心症
- 急性心筋梗塞に対する初期治療として,あるいは血栓溶解療法後に持続反復する心筋虚血がある場合.
- 冠動脈バイパス術後の狭心症.

禁忌
- 保護されていない左冠動脈主幹部病変(原則禁忌)
- 3枝病変で2枝完全閉塞例における残存1枝に対する治療(原則禁忌)
- 血液凝固異常
- 静脈グラフトのびまん性病変
- 慢性閉塞病変で拡張成功率がきわめて低いと予想されるもの
- 危険にさらされた側副血行路派生血管の病変

【適応決定の注意点】
- 自覚症状または負荷試験などで心筋虚血の証明がなされたうえで,冠動脈に有意狭窄を認める症例に対して行う.
- 病変がPCIにより拡張可能かという技術的問題よりも拡張する必要があるか,またそれを安全に行えるかという点の評価が重要である.

> **ココがポイント!** PCIの適応は,冠動脈造影での狭窄度のみならず心筋虚血が証明されていることが重要である!

方法

1. バルーン血管形成術（POBA：図1）

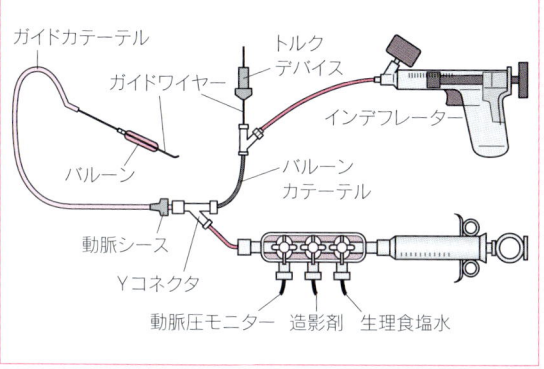

■図1　PCIシステムの模式図

[手順]

① ガイドカテーテルを目的血管入口部に挿入する．
② ガイドワイヤーを病変部の遠位まで挿入する．
③ バルーンカテーテルをガイドワイヤーに通して進め，病変の中央部に位置させる．
④ バルーンを拡張させる．適当な拡張圧と時間を用い，場合によっては複数回繰り返す．通常，1回の拡張は15秒から1分程度．
⑤ バルーンカテーテルを冠動脈から抜去する．

2. ステント留置術（図2）

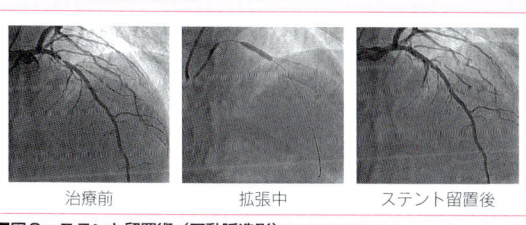

■図2　ステント留置術（冠動脈造影）

> **ココがポイント！** バルーンやステントは拡張させる前に慎重に位置決めを行う！

方法

[手順]

① ガイドカテーテルを目的血管入口部に挿入する．
② ガイドワイヤーを病変部の遠位まで挿入する．
③ バルーンカテーテルの上にステントがたたまれた状態で，病変部まで進める．
④ バルーンを拡張させる．バルーンの縮小後もステントは拡張したまま留置される．
⑤ 必要に応じてバルーンカテーテルで拡張を繰り返し，ステントを圧着させる．
⑥ バルーンカテーテルを抜去する．

- 治療前後の血管内超音波（IVUS）を**図3**に示す．

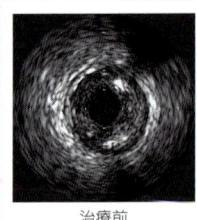

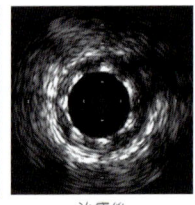

治療前　　　治療後

■図3　血管内超音波（IVUS）

3. ロータブレータ（rotablator）
4. 方向性冠動脈粥腫切除術（DCA）
5. 血栓吸引術

合併症

1. **冠動脈解離**：内膜から中膜，あるいは中膜から外弾性板との間に亀裂や偽腔を形成し，解離腔内に血液が流入すること．内腔が圧迫され，場合によっては急性閉塞の原因となる．

2. **冠動脈穿孔**：ワイヤー操作やバルーン拡張などにより冠動脈に穴が開くこと．急速に血液が心嚢内に漏出すると心膜刺激による迷走神経反射や心タンポナーデを引き起こすことがある．放置可能なものから心嚢穿刺・外科的処置を必要とするものまである．

3. **側枝閉塞**：冠動脈狭窄部から分枝する側枝が存在する場合，側枝が閉塞することがある．側枝が大きい際には，心筋梗塞を引き起こすことがある．

4. **不整脈**：冠動脈血流の遮断や治療後の血流低下により，不整脈をきたすことがある．高度の徐脈時にはカテコラミンが使

合併症

用されるほか、一時的ペースメーカーを必要とすることがある。心室細動・心室頻拍などの致死的不整脈を引き起こすこともあり、早急な除細動を必要とする。

5. **急性冠閉塞**：治療中もしくは治療後24時間以内に冠動脈が完全閉塞すること。対処が遅れると心筋梗塞や死亡につながる。
6. **Slow flow/No reflow**：造影上には、残存狭窄を認めないが、末梢の造影遅延をきたす状態。血栓やコレステロールの塞栓、脱水による血液量の減少、冠攣縮など、さまざまな原因が考えられている。
7. **ステント血栓症**：ステント留置部に起こる血栓性閉塞のこと。ステントを留置した場所に血栓が付着することにより冠動脈が閉塞する。特に近年使用されている薬剤溶出性ステントにおける遅発性血栓症が問題にされている。激しい胸痛と心電図変化を伴う。

> **ココがポイント！** 一定の頻度で合併症が発生することを理解し、術後に胸部症状を訴えたり、バイタルが変動した場合は迅速に対応する！

MEMO
再狭窄

- 再狭窄とは、PCI施行部位の内膜過形成により再び生じる狭窄のことをいう。
- ステント留置患者の10〜30％で認められ、狭心症の再発をみる。PCI後6か月までの期間に生じることが多い。
- 2004年9月より、わが国でも導入された薬剤溶出性ステント（drug eluting stent：DES）は、薬剤により内膜増殖を抑える効果があり、再狭窄率は10％未満とされている。

【薬剤溶出性ステント】
留置後にステントを新生内膜が覆うことで起こる再狭窄を予防するために開発されたステント。薬剤（シロリムス・タクロリムスなど）が塗布されている。

●看護のポイント

治療前
- 侵襲的な治療であり，患者は不安や恐怖心を抱いているため，不安なく安全にカテーテル治療が受けられるよう支援する．
- 観察事項などは心臓カテーテル検査と同様（p.60参照）．

治療後
- 冠動脈カテーテル治療により，心身ともに負荷がかかっている状態にあるため，輸液量・水分量・尿量の把握をはじめ，心不全に陥らないように観察・管理を行う．
- 合併症の早期発見と予防に努め，安静に伴う苦痛に対し，支援を行う．
- 治療後の安静時間などを**表1**に示す．

■表1　治療後の安静時間などの目安

穿刺部	大腿静・動脈		上腕動脈	橈骨動脈
止血，固定法	用手圧迫止血 ●止血ロール ●テープ ●鼠径用専用固定ベルト	血管壁縫合 ●テープ	●止血ロール ●テープ ●肘用専用固定ベルト	●橈骨用バンド（TRバンド）
床上安静時間	シースアウト後4時間	絶対安静：1～2時間 床上安静：1～2時間	30分	
安静時の注意	安静が解除されるまで穿刺側の下肢は曲げない		手首は曲げたり，ついたりしない	
トイレ歩行	4時間後	3～4時間後	30分後	
固定ベルト除去	5～6時間後	―	4～5時間後または翌朝	8時間後または翌朝
固定テープ除去	6～7時間後または翌朝	4～5時間後または翌朝		―

- 観察事項などは心臓カテーテル検査と同様（p.61参照）．

■補助循環
大動脈内バルーンパンピング(IABP)

目的
- 冠血流量の増加，左心仕事量の減少効果を得るために行う．

適応
- 急性心筋梗塞（AMI）による心原性ショック
- 重症の不安定狭心症
- 切迫（心筋）梗塞
- AMI合併症（心室中隔穿孔，僧房弁閉鎖不全症）
- 難治性心不全
- 薬物抵抗性不整脈
- 低心拍出量症候群
- 人工心肺離脱困難例
- 経皮的冠動脈形成術時の補助

禁忌
- 高度の大動脈弁閉鎖不全症，解離性大動脈瘤，胸部大動脈瘤，腹部大動脈瘤，高度な閉塞性動脈硬化症

方法
- 大腿動脈から下行大動脈内にバルーンを挿入し，心周期の拡張期に膨張，収縮期に弛緩させ，diastolic augmentation（拡張期増強効果）による冠潅流圧の上昇，およびsystolic unloading（収縮期負荷軽減効果）による1回拍出量の増加を得ることができる（図1・2）．

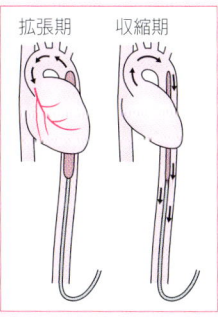

S ：左室の収縮による血圧（収縮期圧）
P ：IABPにより増強した拡張期圧（diastolic augmentation）
S′：バルーン収縮により低下した収縮期圧（systolic unloading）

■図1　バルーンの膨張と弛緩　　■図2　血圧波形でみるIABPの効果

ココがポイント！　左心室の仕事量の軽減　冠血流の増加（酸素供給量↑）　▶　虚血状態の心臓に効果を発揮！

●看護のポイント

治療前

1. 治療の必要性の説明
- 医師から病状の説明をし,患者の同意を得たうえで実施する.
- 患者本人に意思決定ができない場合には,家族から同意を得る.

2. 挿入中の注意事項の説明
- 挿入中は,挿入側の下肢を伸展したまま動かせないこと,ベッド上の安静が強いられることを説明する.

治療中

1. 循環動態の確認
- バイタルサインのチェックを行い,正確な駆動状況を確認する.
- 心電図トリガー駆動時は,心電図電極が外れないように管理し,拡張期・収縮期のタイミングを確認し,循環動態の変動に注意する.
- 大動脈解離・穿刺などの合併症の早期発見にも努める.

2. カテーテルの確認
- 出血や血栓症,バルーンの閉塞・破裂に注意する.IABP内の圧波形は閉塞や破裂によって変化し,特に破裂するとカテーテル内に出血がみられる.
- カテーテルが屈曲しない体位を保持・援助する.

3. 出血がないことを確認(強力な抗凝固療法を行っているため)
- ライン挿入部からの出血のほか,消化管出血,血尿,鼻出血,歯肉出血,気管出血の有無,検査データのチェックを行う.

> 注意
- 処置に伴う出血のほか,挿入管理中のヘパリンの使用や長期使用により血小板減少症をきたしやすいことから,易出血の状態にある.

4. 下肢虚血がないことを確認
- 挿入側の下肢血流不足から,虚血や冷感をきたしやすいため,適切な保温を行い,足背動脈の触知を定期的に確認することにより異常の早期発見に努める.

5. 感染リスク
- 鼠径部から挿入するため不潔になりやすく,挿入部の感染徴候の有無(発赤,腫脹)などに注意し,カテーテル挿入部はガーゼで保護し,交換は清潔操作で行う.
- 皮膚統合性の障害や栄養摂取の変調から褥瘡を形成しやすく,皮膚の破綻から感染リスクが高まる.

治療中

6. 身体可動性の障害
- 疼痛のほか、ベッド上で安静を強いられることで筋力の低下、筋肉痛をきたしやすい。

7. ストレスコーピング
- 活動性の低下、不安、適応障害などにより精神不穏を起こす可能性がある。
- 傾聴や声かけなどを行って、適宜経過説明をし、不安の軽減に努める。

治療後（抜去時）

1. 出血・血栓の確認
- IABPに付着した血栓を除去する目的で、血液を噴出させて抜去する。
- バルーン先端に付着した血栓の確認とともに、下肢塞栓、脳梗塞などがないかを確認する。
- カテーテル抜去後は、止血後の出血、血腫の有無を確認する。

■補助循環
経皮的心肺補助装置(PCPS)

目的
- 全身の循環を回復させるために緊急処置として用いる.
- 全身の循環を維持し,呼吸の補助を行う.

適応
- 心原性ショック
- 重症心筋炎
- 劇症型肺血栓塞栓症
- 低心拍出量症候群

禁忌
- 高度の大動脈弁閉鎖不全症,高度の閉塞性動脈硬化症,大動脈解離,出血傾向

方法
- 人工心肺を用いて大腿静脈(右心房)から脱血した静脈血に酸素を加え,遠心ポンプにより大腿動脈に送血する(図1).

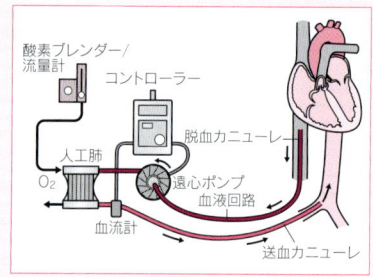

■図1 PCPSの仕組み

【PCPS施行中の管理】
- 心エコー検査を毎日行い,心臓の動きをチェックする.
- 胸部X線でも,心臓の大きさや肺の状態,脱血カニューレの位置などを確認する.
- スワン・ガンツカテーテルによるCCO(持続心拍出量)測定により心臓の状態を把握する.さらに,SvO_2の持続測定を指標として全身の組織の酸素消費量も把握する(離脱時にも,即座に反応するため有用).
- 左心室の後負荷軽減が必要なときは,IABPを併用する.

ココがポイント!
- 遠心ポンプによる全身的な循環補助と人工肺による呼吸補助(血液の酸素化)
- 大静脈からの脱血による前負荷の軽減

●看護のポイント

治療前

1. 治療の必要性の説明
- 医師から病状の説明をし,患者の同意を得たうえで実施する.
- 患者本人に意思決定ができない場合は,家族から同意を得る.

2. 挿入中の注意事項の説明
- 治療中の身体可動制限の必要性を説明する.

治療中

1. 循環動態の変動
- バイタルサインのチェックを行い,正確な薬物投与,補液ルート管理,体温管理,作動状況(回転数,流量)および回路内の血栓や屈曲の有無を確認し,循環動態の変動に注意する.

2. 出血の有無(強力な抗凝固療法を行っているため)
- ライン挿入部からの出血のほか,消化管出血,血尿,鼻出血,歯肉出血,気管出血の有無などを観察する.

> [注意]
> - 処置に伴う出血のほか,挿入管理中の抗凝固療法により,さらに易出血の状態にある.

3. 下肢虚血の有無
- 挿入側の下肢血流不足から,虚血や冷感をきたしやすいため,適切な保温を行い,足背動脈の触知により異常の早期発見に努める.

4. 感染リスク
- 鼠径部から挿入するため不潔になりやすく,挿入部の感染徴候の有無(発赤,腫脹)などに注意し,カテーテル挿入部はガーゼで保護し,交換は清潔操作で行う.
- 皮膚統合性の障害や栄養摂取の変調から褥瘡を形成しやすく,皮膚の破綻から感染リスクが高まる.

5. ストレスコーピング
- 活動性の低下,不安,適応障害などにより精神不穏を起こす可能性がある.
- 苦痛を訴える場合は,疼痛コントロールを行い,傾聴や声かけなどを行って,適宜経過説明をし,不安の軽減に努める.
- 患者を支える家族にとっても不安は強い.家族を含めた精神的ケアが必要とされる.

治療後（抜去時）

1. 合併症の確認

- カニューレ抜去時は，循環動態の変動をきたしやすい．循環血流量を補う十分な補液と心不全の管理から，正確な薬物療法が必要である．
- ライントラブルに注意し，正確な薬物投与が行われるよう管理する．
- 長期の身体可動性の制限から，筋力の低下をきたしやすい．リハビリテーションを効果的に実施できるよう援助する．

注意

- カニューレ挿入時の易血栓形成や微小血栓から，下肢塞栓・脳梗塞などをきたす可能性がある．動脈触知やドップラー血流計による血流確認，腫脹，色調変化，温度差などに注意する．また，カニューレ抜去後は止血を確認する．

■不整脈治療
電気的除細動

目的
- 心臓に強い電流を短時間通すことにより，心房筋や心室筋の無秩序な興奮を一度消失させ，洞結節による正常洞調律の回復を図るために行う．
- R波に同期することなく行う通電をdefibrillation（デフィブリレーション）とよび，R波に同期させて行う通電をcardioversion（カルディオバージョン）とよんで区別する．

適応
1. **defibrillation**：心室細動に対して緊急で行われる．
2. **cardioversion**：発作性心房細動，心房粗動，発作性上室頻拍，心室頻拍などで薬物治療が無効であったり，頻拍発作によるショックなどで血行動態が悪化している場合に行う．

方法
1. **defibrillation**
- 心電図同期はせず，直ちに360Jで通電を行う（AHA ガイドライン 2005）．心室細動に対しては直ちに行うが，意識レベルの低下を確認してから作動させる．

2. **cardioversion**
- 準備するもの：12誘導心電計，除細動器，除細動用パドル，麻酔薬，酸素マスク，救急薬品や気管挿管セットなど．

[手順]
① モニター（脈拍，血圧，酸素飽和度）を装着．除細動器のモニターも装着し，同期ボタンを押し，同期がかかっていることを確認しておく．
 ※四肢が動くと危険なので，患者に説明した後に四肢を軽く抑制する．
② 12誘導心電図をとり，波形を確認後，静脈麻酔を行う．
③ 鎮静がかかったことを確認し，パドルを胸骨右縁上方と心尖部に当てる（**図1**）．
④ 適切な出力を設定し，充電ボタンを押して充電する．必ず自分を含め周囲の人が患者に触れていないことを確認したうえで，放電ボタンを押して通電する．
 ※酸素マスクもこのときは患者から外す．

> **ココがポイント！** 通電するときは，自分も含め周囲の人が患者の体に触れていないことを確認する！

方法
⑤不整脈が停止していればパドルを離すが，停止していなければ，そのまま出力エネルギーを上げて次の通電を行う．
⑥不整脈停止後に12誘導心電図で波形を確認する．
⑦患者が覚醒するまで観察する．酸素飽和度が低下していれば，酸素マスクで補助呼吸を行う．

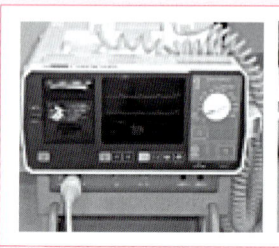

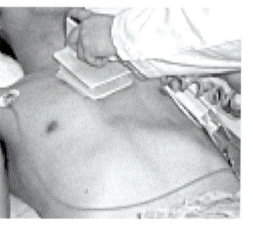

■図1　手動式除細動器とパドルの位置

MEMO
AED（automated external defibrillator：自動体外式除細動器）

- 最近，日本でも駅や空港など人の多いところでは目にする機会も多くなってきた．胸壁に電極を貼ると心電図を自動解析する．心室細動と診断された場合は，音声にて電気ショックを行う手順をアドバイスしてくれ，通電ボタンを押すと作動する（図）．
- 心臓突然死の80～90％は心室細動といわれており，そのほとんどが院外で発生する．心停止してから1分経過するごとに救命率が7～10％低下するといわれており，早期に行われる電気的除細動は心肺蘇生において非常に重要である．医療従事者であれば使い方を知っておくべきである．

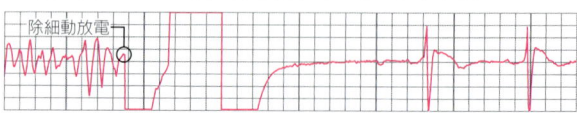

■図　AED実施時の心電図

これはダメ！ 同期ボタンのon/offを間違えない！

●看護のポイント

実施前

- 電気的除細動のクリティカルパスを**表1**に示す．

■表1　電気的除細動のクリティカルパス

	実施前	実施中	実施後
検査	□12誘導心電図 □心エコー □トロンボテスト値 →抗凝固療法を実施している場合		□12誘導心電図
処置	□血管確保 □心電図モニター装着 □酸素，アンビューバッグの準備 □酸素飽和度のモニター装着 □四肢の体動制限	□麻酔薬の投与 □電気的除細動の実施 →麻酔薬により呼吸が停止する場合があるので，呼吸の補助を行う →電気ショックの刺激により四肢が激しく動く場合があるので，固定して危険防止を図る	□必要時，酸素投与
観察・確認事項	□四肢動脈の触知 □最終排尿の確認 □義歯の確認・除去 □最終飲食の確認	□心電図モニターの観察 →除細動前後でモニター記録を行う →洞調律に復帰する際に，洞停止などがみられることがあるので，自覚症状にも注意する □除細動時，麻酔効果の確認	□四肢動脈の触知 □意識レベル □四肢の動き確認 □呼吸状態 →除細動後1時間程度は床上安静で経過観察とする
インフォームド・コンセント	□治療や処置の説明(医師，看護師) □同意書受領		□結果の説明 □実施後の注意事項の説明

電気的除細動

- 電気的除細動を実施する際は，以下の点を患者に説明する．
  - 麻酔を導入すること．
  - 呼吸の補助を行う場合があること．
  - 除細動時に四肢が動いてしまうと危険であること．
  - （医師から指示があった場合）食事をしてはいけないこと．
- 最終排尿の確認と義歯の除去を行い，固定帯で一時的に四肢を固定することを説明する．
- 血栓症などの合併症の発見のために，四肢の動脈触知状態を確認しておく．

実施前

注意
- 心電図モニターの電極は，通電部位を考慮して貼付する．
- 硝酸薬の貼付剤が貼られている場合は，医師に確認して除去する．

実施中
- 通常，麻酔はチオペンタールナトリウムが使用され，効果は1分以内に現れるが呼吸抑制作用もある．
- そのため，アンビューバッグなどを使用して補助呼吸を行いながら，呼名反応が消失した時点で医師が通電を行う．
- 呼吸状態と心電図モニターを観察しながらモニター記録を行い，通電後の調律を確認する．

注意
- 通電時には，必ずベッドから離れる．
- 除細動時に徐脈になる場合があるので，急変に対応できるように物品を準備し，常にモニターを観察しておく．

実施後
- 呼吸状態，バイタルサインの確認を行うとともに，12誘導心電図で調律の確認を行う．
- 通常5～10分程度で覚醒するため，すぐに意識レベルを確認するとともに四肢の動脈触知を確認し，実施前と比較する．
- 麻酔からの覚醒が不十分であったり呼吸状態が不安定な場合には酸素投与が行われ，麻酔から完全に覚醒し呼吸状態やバイタルサインが安定するまで，1時間程度は床上安静となる．その際は，心電図モニターなどで随時観察する．

注意
- 麻酔からの覚醒時に一時的なせん妄状態となることがあるので，ベッドからの転落など危険防止を図る．
- 通電直後に脳梗塞などの血栓塞栓症をきたすことはまれである．しかし通電後2～3日の間に起こることがあるため要注意である．
- 通電後に再度不整脈が出現することがあるので，床上安静中はモニターを装着しておき随時観察する．

■不整脈治療
ペースメーカー

目的
- 血行動態に影響しうる不整脈（主に徐脈）に対して，電気刺激を送り，心収縮を起こさせる．

|機能|
- 電気刺激を発生するジェネレーター（本体）と，刺激を心臓に伝える（もしくは刺激を感知する）リードで構成される．
※一時的ペースメーカーは，血行動態に関与する一時的な不整脈や，手術・検査のときに恒久的ペースメーカーまでのつなぎとして使われる．

適応
1. **洞不全症候群**：徐脈に伴う症状あるいは心不全があり，それが洞結節機能低下によることが確認された場合．
2. **房室ブロック**：ブロック部位にかかわらず，徐脈による明らかな臨床症状を有するⅡ度，高度またはⅢ度房室ブロック．

方法
- 洞不全症候群にはAAI，DDDなど，房室ブロックにはDDD，VDDなどのペースメーカーを選択する（下記参照）．
- 不整脈により刺激部位（心房・心室）を使い分ける．

|手順|
① 通常，利き手側や透析のシャントと反対側のアプローチで鎖骨の下の皮膚を切開し筋膜上もしくは筋膜下にポケットを作製する．
② 鎖骨下静脈を穿刺もしくは橈側皮静脈を切開し，リードを挿入して，閾値をチェックする．
③ リードをジェネレーターに接続し，ポケット内に留置し皮膚を縫合する．

【ペースメーカ　機能表示コード】
- ○○○型と表記される．
  - 1文字目：刺激部位→V（心室），A（心房），D（心房・心室）
  - 2文字目：感知部位→V，A，D，O（なし）
  - 3文字目：応答形式→I（抑制），T（同期），D（同期もしくは抑制），O（抑制も同期もなし）
  - 4文字目以降：その他のプログラム機能など

|例|
- **VDD**：ペーシング（刺激）は心室のみ，センシング（感知）

方法 は心房と心室．心房でセンシングがあるとそれを感知して一定の間隔後に心室ペーシングを行うが，その間に心室のセンシングがあると心室刺激には抑制がかかる．

合併症
- 術中：出血，気胸，穿孔，不整脈，塞栓など．
- 術後：創部感染，植え込み部位の血腫，リード位置移動，閾値上昇など．
- 遠隔期：アレルギー，圧迫壊死，静脈閉塞，リード断線，ペースメーカー症候群など．

> **これはダメ！** MRIをペースメーカー装着患者に行ってはならない！

トピックス

心臓再同期療法(cardiac resynchronization therapy：CRT)

心臓再同期療法とは，左室収縮の同期不全患者に対し左室中隔側（右室側）と左室自由壁に同時にペーシングを行い，左室収縮の同期性を高める両室ペーシング法である．近年その有用性が明らかとなり，臨床応用されている．またこのような症例は致死的心室性不整脈を合併することも多く，両心室ペーシング機能を有する植え込み型除細動器（CRT-D）も2006年8月より使用可能となっている．

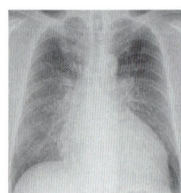

治療前 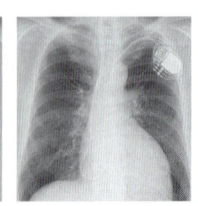　　　治療後

●看護のポイント

術前

- ペースメーカー植え込み術のクリティカルパスを**表1**に示す.

■表1　ペースメーカー植え込み術のクリティカルパス

項目	植え込み前 (1〜2日前)	植え込み当日	翌日〜	退院まで (5〜7日間前後)
薬物療法	抗凝固薬の確認	植え込み時に抗菌薬投与 (以後,2回/日投与　計3日間)		
手術処置	心電図モニター 胸部X線 血液検査 12誘導心電図 　　　(毎日) 植え込み部位の 除毛(手術前日)	手術前静脈ライン確保　　　　　→ 手術後胸部X線 (1回/2日)　　　　　　　　　→ 　　　　　　　　　　　　　　→ 〈手術後〉 12誘導心電図 バイタルサイン測定 (直後・30分後・1時間後)	植え込み部 消毒毎日　→	退院前日抜去 退院まで
食事	可	手術前の食事中止 手術後1時間で食事可	可	可
安静度	病棟内自由	手術後1〜3時間の安静	植え込み側の上肢以外 制限なし	
清潔	入浴	入浴不可	下半身シャワー	
観察	不整脈 自覚症状 検温(2回/日) 植え込み部位の 皮膚の状態	手術後,ペースメーカー の機能不全の観察　　　　　→	創部の観察 スキントラ ブルの観察	

- 心電図モニターを装着し,不整脈の種類や調律を確認するとともに,必要に応じて植え込み部位の除毛を行い,皮膚の状態を観察する.
- 植え込み後の安静や患部の可動域制限,当日の食事などについて説明する.
- 手術当日は,手術前に食事が中止となるが,水分摂取は可能である.手術中に脱水に伴う血圧低下などを起こさせないためにも,水分は普通にとってもらう.

注意

- 慢性心不全があり,利尿薬が投与されている患者の場合,手術当日は利尿薬投与の中止もしくは手術後に投与される場合があるので,水分量などを医師に確認する.

術後

1. 安静や食事の管理

- 手術後1～3時間はベッド上で安静となること，安静時間を経過すると看護師の付き添いでトイレ歩行を確認すること，食事は1時間後から可能であることなどを説明する．
- ペースメーカー植え込み側の上肢は，肘関節を肩の高さに上げることは可能であるがそれ以上はできないこと，肩関節をまわしてはいけないことなどを説明する．

> **注意**
- 極端な上肢の安静は，関節可動域の低下につながることもあるため，動かせる範囲を十分に説明する．

2. 心電図モニターの観察

- 退院まで心電図モニターを装着し，不整脈出現の有無，ペーシング作動不全の有無を観察するとともに，12誘導心電図を毎日測定し確認する．

> **注意**
- 作動不全を起こした際は，失神発作を起こす場合があるので，脈拍数に注意し，すぐに患者の状態を観察する．

3. 退院指導

- 退院までに，自己検脈の指導（p.106参照）や以下のような日常生活上の注意を説明する．
  - 強力な磁石や磁気に近づかない．
  - 植え込み部位を強く叩かない．
  - 携帯電話は植え込み部の反対側で使用する（22cm以上離す）．
  - IH調理器からは50～60cm離れるようにする．IH炊飯器は通常使用では問題ない．
  - コンビニエンスストア，ビデオショップなどに設置してある盗難防止装置は，普通に通過することは問題ないが，装置の近くで長時間立ち止まらないようにする．

> **注意**
- ほとんどの家電からは影響を受けない．医療者が正しい知識をもち，患者に過剰な不安を与えないようにする．

不整脈治療
植え込み型除細動器(ICD)

目的
- 除細動器を体内に植え込み，心室頻拍（VT）・心室細動（VF）を自動的に認識し治療を行うことにより，心臓突然死を防ぐ装置である．

機能
- ペースメーカーと同様の方法で植え込まれ，右房・右室に電極を留置する（図1）．留置された電極がVT/VFを感知し，右室電極とICD本体間で通電を行う．また，ペースメーカーと同様にセンシング・ペーシング機能も有する．

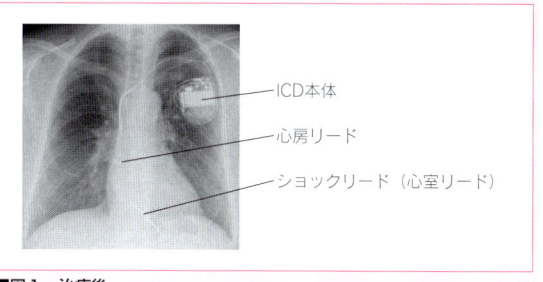

（ICD本体／心房リード／ショックリード（心室リード））

■図1 治療後

適応
- VFまたは基礎心疾患（陳旧性心筋梗塞や心筋症）に伴う持続性心室頻拍の既往のある場合．
- 非持続性心室頻拍でも失神の既往，低心機能（EF＜40％）を伴う基礎心疾患があり，さらに電気生理学的検査（EPS）でVFまたはVTが誘発され，かつそれらが薬物でも抑制されない場合．
- Brugada症候群，先天性QT延長症候群で，心停止からの蘇生例やVFの既往がある場合．

（不整脈の非薬物治療のガイドライン〈日本循環器学会〉より）

方法
- ICDの設定は，①頻拍治療開始レート，②VT/VFの治療設定，③徐脈ペーシングに分けられる．
- VTとVFでは停止方法が異なる．VFや血行動態が破綻しやすい心拍の速いVTでは高エネルギーショック(defibrillation)で，単形性VTでは低エネルギーショック(cardioversion)や

方法

抗頻拍ペーシングで除細動を行う．

1. **VF治療**：初回よりショック出力は最大とする．
2. **VT治療**：VTはVFに比して除細動閾値が低いため，ショック出力は低くするのが一般的である．一般にはバーストペーシング[*1]，ランプペーシング[*2]の順で設定し，それを繰り返しても頻拍が停止しない場合はcardioversionが選択される．VT感知に関して2～3段階の検出ゾーン設定を行うことができ，心拍の速いVTには抗頻拍ペーシングによる治療回数を短くして，早期にcardioversionが行えるように設定するなど，個々の症例に合わせた複雑な設定が可能である．

【外来でのフォローアップ】

- 外来で定期的にプログラマーを使用して頻拍発作の頻度，作動状況の確認，ペーシング閾値，センシング閾値の計測，バッテリーの測定を行う．

---

*1 バーストペーシング：パルスを均等間隔（VT周期の87～94％に設定）で送り出す頻拍治療．
*2 ランプペーシング：パルス間隔が次第に短くなる頻拍治療．

> **ココがポイント！** ICD作動時は，必ず作動状況をプログラマーでチェックし，設定調整を検討する！

●看護のポイント

術前
- ペースメーカーと同様（p.83参照）．

術後

1. 安静や食事の管理
- ペースメーカーと同様（p.84参照）．

2. 心電図モニターの観察
- 退院まで心電図モニターを装着し，不整脈出現の有無とICDの作動状況について確認する．
- 入院期間中にICDの作動チェックが行われる場合があるが，その際は，実施内容を十分に説明する．
- 不整脈が出現した場合，感知後数秒で作動するので，すぐにモニター記録をとり，患者のもとへかけつける．意識レベルの確認，脈拍触知，血圧などを確認するとともに，12誘導心電図をとり，調律を確認する．

注意
- まれに誤作動する場合がある．意識下で通電されると激痛を伴い，患者はICDに対する恐怖感をもつようになるため，精神的なケアが必要となる．

3. 退院指導
- 退院までに，自己検脈の指導（p.106参照），日常生活で注意すること（p.84参照）などを説明する．
- ICDが作動した場合は，すぐに医師に相談するように指導する．

植え込み型除細動器

■不整脈治療
カテーテルアブレーション

目的
- 不整脈に対するカテーテルアブレーションは，頻脈性不整脈の根治を目的とする．

適応
1. **上室性不整脈**：WPW症候群，房室結節リエントリー性頻拍，通常型心房粗動など．
2. **心室性不整脈**：特発性心室頻拍，流出路起源心室期外収縮など．

※現在では心房頻拍，心房細動を含めほとんどの上室性不整脈が適応となっている．WPW症候群や房室結節リエントリー性頻拍，通常型心房粗動の場合，成功率は95％以上と高い．しかし，器質的心疾患に合併した心室頻拍や心房細動の治療成績は不十分であり，今後の治療成績の改善が期待される．

方法
- 心腔内に留置したアブレーションカテーテルの先端電極と体表に装着した対極板の間で高周波通電を行い（50～60℃前後の熱が発生），不整脈の原因あるいは回路の一部となっている心筋を変性・不活化し，不整脈を治療する（図1・2）．

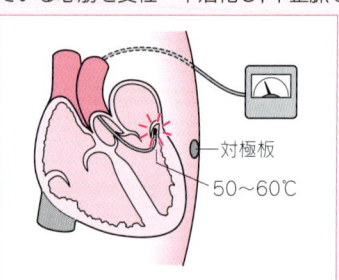

■図1　心臓内のカテーテルアブレーション

> **ココがポイント！** ほとんどの上室性不整脈がカテーテルアブレーション可能である！

方法

■図2 WPW症候群に対するカテーテルアブレーション
通電後,ケント束を介する伝導の消失がみられる(矢印).

カテーテルアブレーション

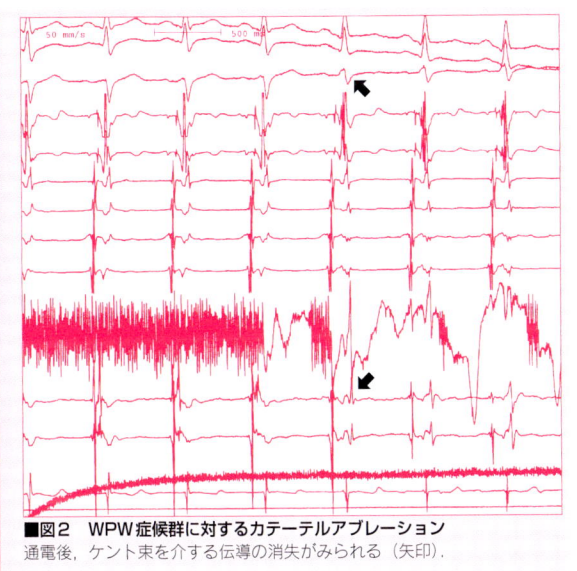

●看護のポイント

術前
- 治療時間が2時間以上かかることもあるため,患者に十分説明を行うとともに,治療中の排泄に不安がある患者には,膀胱留置カテーテルを考慮する.
- 大腿動静脈にカテーテルを挿入して治療が行われるため,前日に穿刺部位の除毛を行う.
- ほかは,ペースメーカーと同様である(p.83参照).

術後
1. 安静の管理
- 大腿動静脈から穿刺が行われた場合,治療後は患部を圧迫帯などで固定し,3~4時間程度の安静となる.
- 安静時間が経過したら,圧迫帯をつけたままトイレ歩行を行う.問題がなければ圧迫を解除し,通常の安静度に戻る.
- 洋式トイレを使用し,排泄中に出血がみられた場合は,すぐに看護師を呼ぶように伝えておく.

注意
- 歩行中の出血の有無を観察する.
- 抗凝固薬を投与されている患者の場合,歩行直後に問題がな

術後

くても、圧迫解除後に内出血を起こすことがあるので、定期的に観察するとともに、患者にも注意事項を説明しておく。

2. バイタルサインの測定
- 血圧と脈拍は、治療直後、30分後、1時間後に測定する。
- 治療に伴う緊張感からの開放により、ワゴトニー症状を起こすことがあるので、治療後は頻回に観察を行う。
- 脈圧に注意し、胸部症状なども観察する。

> **注意**
- 合併症として心臓穿孔があり、まれに心タンポナーデを起こすことがあるので、脈圧が少ない場合や、吸気時に胸痛がある場合には、すぐに医師に報告する。

3. 12誘導心電図と心電図モニターの観察
- 治療直後に12誘導心電図をとり、変化がないか、不整脈がないかを確認する。

> **注意**
- 治療に伴う合併症として刺激伝導系の損傷がある。その際は房室ブロックなどが出現する場合があるので、治療直後は心電図で不整脈の有無を確認するとともに、モニター心電図も常に確認する。

4. その他の合併症の観察
- 気胸や血管損傷などに注意する。
- 穿刺部位の血管損傷では、外傷性動静脈瘻などを形成する場合がある。

> **注意**
- 治療前に穿刺部位の動脈音を聴取しておき、治療後と比較する。
- 雑音がある場合は、動静脈瘻形成の可能性を疑う。

5. 退院指導
- 退院までに自己検脈の指導（p.106参照）を行う。

薬物療法

- 循環器疾患で使用する頻度の高い薬剤を**表1**に示す.
- 各病態に合わせ,また副作用の発現に留意しながら使用する.

■表1 薬剤一覧

薬剤	効果・目的	副作用
カテコラミン(エピネフリン,ノルエピネフリン,ドパミン,ドブタミンなど)	● 強心作用や昇圧作用がある ● 心不全・ショックなどの際に使用する	● 心室頻拍など重症不整脈を惹起することがある
ジギタリス	● 強心作用とともに頻脈性不整脈に対する徐拍化作用を有する	● 治療域が狭いため,ジギタリス中毒に注意する ● 重篤な不整脈を惹起することがある
利尿薬(ループ利尿薬,サイアザイド系利尿薬,K保持性利尿薬)	● 心機能低下からくる体内水分貯留傾向を是正する	● 脱水,腎障害,利尿に伴う低カリウム血症に注意する
β遮断薬	● 徐拍化,心収縮を抑制し,心臓の仕事量・酸素需要量を抑制する ● 狭心症,頻脈性不整脈,高血圧,低心機能による慢性心不全などに幅広く使用する	● 心不全の増悪,徐脈性不整脈,血圧低下などに注意する ● 喘息を有する患者には禁忌
カルシウム拮抗薬	● 降圧薬としての作用のほか,頻脈性不整脈に対する徐拍化作用を有する	● 頻脈,動悸,下肢の浮腫,顔面紅潮などがある
硝酸薬	● 狭心症発作の寛解・予防,心不全における血管拡張作用を有する	● 血圧低下,頭痛,熱感などがある
● アンギオテンシン変換酵素阻害薬 ● アンギオテンシンⅡ受容体拮抗薬	● 水分・電解質調節に重要な役割をもち,心不全増悪に関与するレニン-アンギオテンシン・アルドステロン系を抑制することで降圧,心・腎保護作用を有する	● 腎機能障害,高カリウム血症などの副作用があり,腎機能の低下している患者では注意を要する
● 抗凝固薬(ワーファリンなど) ● 抗血小板薬(アスピリンなど)	● 心房細動による心原性血栓塞栓症予防,人工弁留置患者,肺塞栓症,深部静脈血栓症などに対して使用する ● 虚血性心疾患や脳血管疾患に対する血栓進展予防目的にも使用する	● 出血傾向,肝障害などがある ※ 納豆はワーファリンの作用を打ち消すため,服用期間中は摂取を避ける

薬物療法

外科治療
冠動脈バイパス術 (CABG)

目的
- 虚血心筋に対する動脈血供給のために行う．

適応

1. 一般的な手術適応
- 主要冠動脈に造影上75％以上の狭窄がある．
- その灌流域の心筋虚血に対し手術効果が大きい（吻合予定の冠状動脈が太く，術後に心筋虚血の回復が見込まれる）．
- 手術の危険性が少ない．

2. 罹患枝数による適応
- 1枝病変
  - 大きな左前下行枝の近位部病変あるいはPCIが困難な病変．
  - PCI不成功例．
- 2枝病変
  - 左前下行枝近位部病変を含む2枝病変．
  - 左前下行枝病変がPCI困難な病変形態を有する2枝病変（特に慢性閉塞性病変）．
  - 危険にさらされた側副血行路の場合．
- 3枝病変，左主幹部病変
- その他
  - PCI後の再狭窄を繰り返す病変
  - 他の心臓手術を必要とする疾患の合併

【危険因子】
- 早期成績に影響を与える因子：透析患者，他臓器障害（脳血管障害，肺機能障害，肝硬変，出血傾向），再手術
- 長期成績に影響を与える因子：腎不全，透析患者，著しい低左室機能，高齢者，静脈グラフト，糖尿病

ココがポイント！ CABG術後は，周術期心筋梗塞，低心拍出量症候群，不整脈，出血，脳梗塞に注意する！

方法
- 冠動脈の狭窄よりも遠位部と大動脈をつなぐバイパスをつくり，血流を確保する．
- バイパスに用いるグラフト（移植片）は，内胸動脈，橈骨動脈，胃大網動脈，大伏在静脈などが使用される（**図1**）．
- 人工心肺を用いる on-pump 法と，人工心肺を用いずに心拍動下で行う off-pump 法がある．

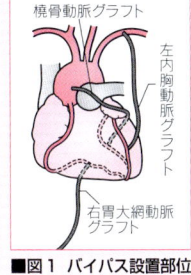

■図1 バイパス設置部位
（橈骨動脈グラフト／左内胸動脈グラフト／右胃大網動脈グラフト）

【参考：心筋梗塞合併症に対する手術】
- 左室破裂：修復術
- 心室中隔穿孔：修復術
- 虚血性僧帽弁閉鎖不全：僧帽弁輪形成術，弁置換術
- 虚血性心筋症：左室形成術

●看護のポイント

術前
- 手術に対する不安・不眠などが狭心症を増悪させるため，精神的な援助が重要となる．
- 術前の内服薬（β遮断薬，抗凝固薬など），発作時の症状，心電図変化，心機能，術式を把握し，術後合併症の予防と早期発見，適切な対処ができるようにする．
- 術後創痛（対処，緩和方法，経過など），心臓リハビリテーションの目的と早期導入について説明を行い，早期離床が図れるようにする．

術後
- 合併症の早期発見と適切な対応が重要．
- 確認事項と対処法などを**表1**に示す．
- 人工心肺による on-pump 時は，**図2**に示した生体への影響も考慮する．

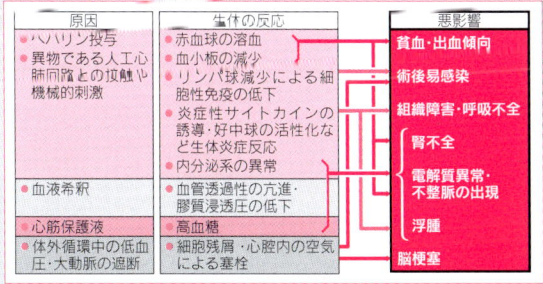

原因	生体の反応	悪影響
・ヘパリン投与 ・異物である人工心肺回路との接触や機械的刺激	・赤血球の溶血 ・血小板の減少 ・リンパ球減少による細胞性免疫の低下 ・炎症性サイトカインの誘導・好中球の活性化など生体炎症反応 ・内分泌系の異常	貧血・出血傾向 術後易感染 組織障害・呼吸不全 腎不全 電解質異常・不整脈の出現 浮腫 脳梗塞
・血液希釈	・血管透過性の亢進・膠質浸透圧の低下	
・心筋保護液	・高血糖	
・体外循環中の低血圧・大動脈の遮断	・細胞残屑・心腔内の空気による塞栓	

■図2 人工心肺の生体に与える悪影響

■表1　CABG後の確認事項と対処法

確認事項	ポイント	対処法
●心電図モニター ・ST変化 ・不整脈 ・心拍数	●グラフトのトラブルにより、ST変化が出現する。術前の心電図と比較し、変化を観察する ●術後は心房細動が出現しやすく、また脱水などにより頻脈となる可能性がある	●心電図変化がみられた場合、周術期心筋梗塞の可能性を考慮し、心電図の経時的変化を追跡し、心筋逸脱酵素などを確認するとともに、心不全症状なども注意して観察する ●電解質異常、脱水の有無などをアセスメントし、医師に報告する
●ドレーンからの出血 ・色 ・性状 ・量	●通常は、淡赤色で、サラサラの性状であり、徐々に量は少なくなっていく ●150〜200mL/時以上なら再開胸止血術が考慮される ●ドレーン出血1〜2mL/kg/日以下が抜去の目安となる ●急激なドレーン量の減少があり、頻脈、低血圧、脈圧の減少、CVPの上昇などがみられた場合は、心タンポナーデの可能性がある	●ドレーンは、閉塞予防のために、定期的にミルキングを行う ●抗凝固療法開始時は、特にドレーンからの出血量に注意し、急激な体動や血圧の上昇などを予防する ●直ちに医師に報告し、緊急手術の可能性を考慮して準備を行う
●熱型と炎症所見 ●創部の状態	●38℃以上の発熱の持続 ●創部の発赤、腫脹、滲出液、疼痛などがある場合は、術後感染、縦隔炎の可能性がある	●感染予防には、一処置一手洗い、手袋の装着を徹底するとともに、ライン類の適切な管理を行う ●血糖コントロールも重要であり、血糖値をモニタリングする
●疼痛および創痛	●創痛、胸痛および安静臥床などに伴う筋肉痛などとの鑑別を行う	●適切な鎮痛薬の投与により、早期離床を図る ●狭心症の可能性がある場合は、心電図変化を確認する
●中枢神経症状	●麻酔からの覚醒時に麻痺の有無を観察するとともに、頭痛、嘔吐に注意する	●症状出現時には、バイタルサインを測定し、直ちに医師に報告し、CTなどの検査に備える
●精神症状	●麻酔からの覚醒時、抜管後の不眠などから見当識障害、術後せん妄が出現する可能性がある	●術後せん妄の状態により循環動態が悪化する可能性があるため、抜管後などに十分な説明を行い、予防に努める

外科治療
弁形成・弁置換術

目的
- 弁機能不全の是正のために行う．

適応
1. 大動脈弁閉鎖不全症（AR）
- 症状を伴う慢性重症AR．
- 急性重症AR
- CABG，他の弁膜症手術，上行大動脈手術を行う患者でAR（中等症以上）を伴う場合．
- 無症状の重症ARで，以下の所見を認める場合．
  - 左室収縮機能不全（LVEF＜50％）
  - 左室拡大（LVDs＞50mm）

2. 大動脈弁狭窄症（AS）
- 症状を伴う重症AS．
- CABG，他の弁膜症手術，上行大動脈手術を行う患者でAS（中等症以上）を伴う場合．
- 無症状の重症ASで，以下の所見を認める場合．
  - 左室収縮機能不全（LVEF＜50％）
  - 運動負荷に対し異常な反応（低血圧など）を示す．
  - 弁口面積＜0.6cm^2
  - 大動脈弁通過血流速度＞4.0m/秒

3. 僧帽弁閉鎖不全症（MR）
- 形成術が可能と思われる急性MR．
- NYHA Ⅱ度以上の自覚症状を有する左室機能正常のMR．
- 無症状の重症MRで，以下の所見を認める場合．
  - 軽度左室機能低下（LVEF＜60％）
  - 軽度左室拡大（LVDs＞40mm）
  - 心房細動
  - 肺高血圧症（肺動脈収縮期圧：安静時＞50mmHg，運動時＞60mmHg）

4. 僧帽弁狭窄症（MS）
- NYHA Ⅲ～Ⅳ度の有症状の中等度～高度MS（MVA ≦ 1.5cm^2）．
- NYHA Ⅰ～Ⅱ度で高度MS（MVA ≦ 1.0cm^2）と重症肺高血圧（肺動脈収縮期圧60mmHg以上）を合併する場合．

適応

5. 三尖弁閉鎖不全症（TR）
- 中等度以上のTRで，僧帽弁手術を行う場合．
- 中等度以上のTRで，弁輪拡大，肺高血圧，右心不全を伴う場合．
- 感染性心内膜炎によるTRで，大きな疣贅（ユウゼイ），治療困難な感染・右心不全を伴う場合．

方法

1. 大動脈弁手術
- 弁置換術が第一選択．原則として，高齢者には生体弁，若年者には機械弁を用いる．
- ※弁形成術あるいは自己弁温存基部置換術の適応や成績は議論のあるところ．

2. 僧帽弁手術
- MRについては弁形成術が第一選択．
- MSでは心房細動合併例が多く，機械弁置換術が多い．
- 心房細動を伴う症例ではMaze手術を同時に行う．
- 巨大左心房を呈する症例では左心房縫縮術を同時に行う．

3. 三尖弁手術
- ほとんどが2次性TRであり，弁輪形成術を行う．

4. 人工弁（図1）
- 機械弁は2葉弁が主流で，ワーファリン内服（大動脈弁でINR＞1.6，僧帽弁でINR＞2.0）が必須．
- 生体弁はステントつき弁とステントレス弁があり，65歳以上の大動脈弁手術を受けた患者では20年での再手術回避率が80〜85％である．
- 人工弁の選択について，遠隔生存率は機械弁，生体弁で同等で，機械弁患者に出血合併症が多く，生体弁患者に再手術が多い．

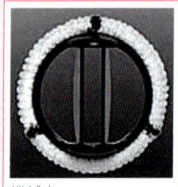

機械弁

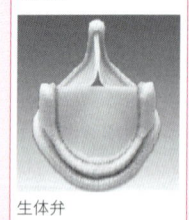

生体弁

■図1　人工弁の種類

ココがポイント！ 術前心不全例，高齢者，透析患者では，手術危険性も高く術後のケアも重要！

●看護のポイント

術前
- 心機能の把握と心不全のコントロールを行う.
- 手術に対する不安から不眠やストレス症状をまねく可能性があり,十分な説明により,精神的な援助を行う.
- 術前の内服薬（β遮断薬,抗凝固薬など）,発作時の症状,心電図変化,心機能,術式を把握し,術後合併症の予防と早期発見,適切な対処ができるようにする.
- 術後創痛（対処,緩和方法,経過など）,心臓リハビリテーションの目的と早期導入について説明を行い,早期離床が図れるようにする.

術後

1. 心機能の評価と循環動態の管理
- 確認事項と対処法などを**表1**に示す.

■表1　心機能の評価と循環動態の管理における確認事項と対処法

観察事項	ポイント	対処法
●心拍数	●徐脈は心拍出量低下を,頻脈は1回拍出量の低下をきたすため,心拍数は70〜100回/分を目安にコントロールする	●心電図を常に観察し,徐脈や頻脈傾向がみられた場合は医師に報告する
●不整脈	●術直後は,危険な不整脈や心房細動が出現しやすい	●心電図を常に観察する ●心房細動出現時は血栓が形成されやすく,抗凝固療法を厳重に行うため,医師に報告する
●血圧	●左室破裂予防と後負荷の軽減のため,血圧は100〜120mmHgにコントロールする	●血圧のモニタリング,脈圧の観察を行い,血圧が急激に上昇するような負荷をかけないように注意する
●末梢循環所見・尿量 ●出血傾向	●末梢冷感・湿潤・チアノーゼの有無などに注意する ●鼻出血・歯肉出血などを観察する ●溶血尿なども観察する	●術直後は低体温の状態となっていることが多いため,保温に努める ●これらの症状が出現した場合は,残存病変の悪化（弁の逆流の増加）,機能不全などを疑い,心音を聴取するとともに医師に報告する
●心不全症状 ●心音	●倦怠感,食欲不振,尿量減少,浮腫,微熱,呼吸困難 ●機械弁の開閉音の状態	●倦怠感や食欲不振は,心不全徴候であり,尿量や呼吸状態を常に観察する ●尿量の減少や呼吸困難の出現があれば,心不全や心嚢液の貯留なども考慮しながら医師に報告する

弁形成・弁置換術

術後

2. 抗凝固療法の管理
- 血栓予防のため，術後1日目よりヘパリンを開始．
- 経口摂取可能となればアスピリン，ワーファリンによりコントロール．

注意
- ビタミンKを多く含む食品の制限（納豆・クロレラ・青汁は禁食），易出血性があるための注意事項，ワーファリン服用の必要性について指導する．
- 歯科受診，打撲，出血を伴う創処置に対する管理を，易出血性，易感染性の両面より指導する．

3. 退院指導
- 自己の疾患を理解し，起こりうる合併症（創部感染・人工弁心内膜炎〈PVE〉・弁機能不全・溶血・心不全・血栓塞栓症）に早く気づき，対処できるように指導する．
- 日常生活の見直しができ，家族とともに安心して社会復帰できるように指導する．

■外科治療
大動脈に対する手術

目的
- 急性解離では人工血管置換術とバイパス術により，心タンポナーデの予防と心筋虚血の改善を行う．
- 慢性解離，非解離性瘤では破裂の予防のために行う．

適応
- Stanford分類はp.156参照．

1. 急性解離
- 偽腔開存性A型解離
- 偽腔閉塞性A型解離で，上行大動脈径50mm以上，心タンポナーデ，明らかなULP*の存在．
- 破裂あるいは虚血症状を有するB型解離．
- 薬物治療に抵抗性のある大動脈解離．

2. 慢性解離
- 大動脈の破裂，再解離．
- 大動脈径の急速な拡大（>5mm/6か月）あるいは最大径の拡大（>60mm, Marfan症候群>50mm）を有する場合．

3. 非解離性瘤
- 破裂
- 嚢状瘤
- 大動脈径の急速な拡大（>5mm/6か月）あるいは最大径の拡大（胸部>50〜60mm，腹部>40mm〜50）を有する場合．

方法
- Open distal anastomosisによる上行大動脈置換術（図1）
- Elephant trunkを用いた上行弓部大動脈置換術
- 下行大動脈置換術（遮断下置換術，open proximal anastomosisによる置換術）
- Hemiarch replacement（半弓部大動脈置換術）
- 開窓術，末梢血管バイパス術

*ULP：ulcer like projection. CT上，真腔の外側にみられる限局した血管腔の突出．ここからしばしば再解離や瘤化がみられることがある．

> **ココがポイント！** 大動脈手術後の合併症は，出血や感染のほか，脳，脊髄，心臓，肺，肝，腎，消化管，末梢血管など多岐にわたる

方法
- 大動脈基部置換術（Bentall手術，reimplantation手術，remodeling手術）
- 胸腹部大動脈置換術，腹部大動脈置換術

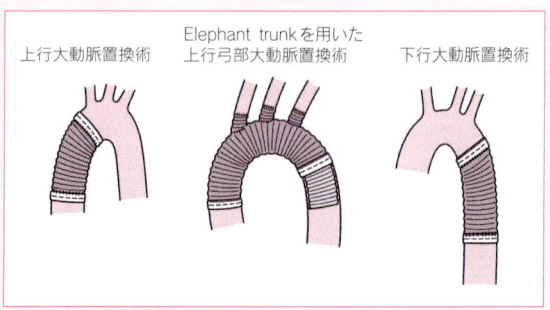

■図1　人工血管置換術
（上行大動脈置換術／Elephant trunkを用いた上行弓部大動脈置換術／下行大動脈置換術）

●看護のポイント

術前
- 手術に対する不安は，血圧上昇や頻脈をまねく可能性があるため，説明を十分に行い不安の軽減に努める．
- 解離の部位，解離に伴う症状を確認し，四肢の動脈触知および四肢の血圧測定を定期的に行い，解離の進行を早期発見できるようにする．
- 術後創痛（対処，緩和方法，経過など），心臓リハビリテーションの目的と早期導入について説明を行い，早期離床が図れるようにする．

術後
- 術後合併症は，手術操作と主要分枝の虚血による臓器不全が考えられる．これを踏まえて対応する．

1. 循環動態の管理
- 薬物・ルート管理を適切に行うとともに，疼痛などのストレスの緩和に努める．
- 確認事項と対処法を表1に示す．

2. 呼吸状態の管理
- 体位変換やネブライザーといった肺理学療法を実施する．
- 開胸側の適切なドレーン管理を行う．

■表1　循環動態の管理における確認事項と対処法

確認事項	ポイント	対処法
● 出血	● 人工心肺使用後の影響、またグラフト吻合部からの出血の危険性があるため、適正な血圧管理が必要 ● Ht・Hb値の低下、心タンポナーデの症状を確認	● 出血に際しては、検査値も参考とし、血圧、頻脈などのバイタルサインの変化に注意する ● 心タンポナーデ予防として、適切にミルキングを施行する
● 解離症状の有無 ● 虚血症状	● 解離の進展の初期症状として、動脈触知で確認を行う ● 冠動脈再建に伴う虚血症状や心筋逸脱酵素などを確認	● 必要時に両上下肢の血圧差、ABPI測定（p.170参照）を行う
● 血圧（腎不全）	● 低圧管理に伴う腎血流量減少や心筋保護による低心拍出量症候群をきたす可能性もある →合併症として腎不全の確認	● 腎不全に対しては、一時的に透析管理を要する場合もある

注意

- 大動脈解離によるサイトカインの放出,肺内シャントの増加,大量輸液や輸血,人工心肺の使用により,肺水腫や微小肺塞栓をきたしやすい.
- 人工呼吸器装着中はそれに伴う肺合併症,抜管後は排痰困難などによる無気肺,創痛に伴う呼吸抑制などからガス交換障害をきたしやすい.
- 胸腹部大動脈瘤手術に合併しやすい横隔膜神経麻痺にも注意が必要.
- 反回神経麻痺により,誤嚥をきたす可能性がある.左側の声帯麻痺による誤嚥の有無を確認する.
- 経口摂食開始前から,誤嚥を予防するために嚥下訓練などを行い,摂食時の誤嚥に注意する.

3. 感染管理

- スタンダードプリコーションを徹底する.
- 側方開胸術式により,関節可動域が高い部位のため,創部が不潔になりやすい.創部管理に注意する.

術後

> [!注意]
> - 手術操作により，侵襲が加えられたことで免疫機能の破綻を起こす可能性が高く，易感染状態となる．
> - 人工呼吸器やライン，創部管理などにより感染リスクを上げる可能性がある．

4. 皮膚統合性の障害の管理
- 全身・末梢循環障害によりスキントラブルを起こしやすい．
- 不感蒸泄・循環障害などで皮膚の自浄作用が低下しているため，保清に努める．
- 適切な耐圧マットの活用，体位変換などを行うとともに褥瘡を形成させない管理を行う．

5. 中枢神経障害・塞栓症の確認
- 術中の低血圧・血栓・空気塞栓などに起因した脳梗塞，動脈閉塞に起因した脳虚血を発症する可能性がある．
- 術後より脳保護・浮腫予防の薬物投与が行われる．経時的に瞳孔の左右差・痙攣・四肢運動麻痺・意識レベルの観察を行う．

6. ストレスコーピング
- 疼痛コントロールとともに，精神面を含めたケアが重要．また，家族も生命の危機や手術の選択を突然強いられる状況にある．家族を含めた精神的ケアが必要である．

> [!注意]
> - 術後も疼痛やドレーン留置などによりベッド上での生活を強いられ，睡眠パターンやボディイメージの変調など，ストレスの増加から精神不穏を起こす可能性がある．
> - 突然の疼痛，それに伴う生命の危機という受け入れがままならない状態で急激に発症し，また社会的背景などの不安が大きいままに手術に至ることが多い．

7. リハビリテーション
- 日々のリハビリテーションを効果的に行うために，患者の希望と症状を理解し，同意を得られたリハビリテーションが施行できるように計画を立てる．

> [!注意]
> - ベッド上安静による筋力の低下や環境の変化により転倒・転落のリスクがある．
> - 疼痛による不安から，さらに活動性の低下をきたしやすい．

運動療法

目的
- **急性期**：安全確認と日常生活動作（ADL）の拡大．退院後の運動習慣へつなげる．
- **回復期**：運動習慣の構築と運動耐容能の向上．冠危険因子の是正と管理．
- **維持期**：獲得された運動耐容能の維持と再発防止のための自己管理の継続．

適応
- 2006年度の診療報酬改定に伴い，**表1**の疾患が適応となった．禁忌事項も示す．

■表1　運動療法の適応・禁忌

- **適応疾患**
- ・狭心症
- ・急性心筋梗塞
- ・開心術後（冠動脈バイパス術も含む）
- ・慢性心不全（左室駆出率40％以下，最高酸素摂取量が基準値の80％以下，またはBNPが80pg/mL以上）
- ・大血管疾患（大動脈解離，解離性大動脈瘤，大血管術後）
- ・末梢動脈閉塞性疾患で，間欠跛行を呈する
- **絶対禁忌疾患**
- ・発症2日以内の急性心筋梗塞
- ・内科治療により安定していない不安定狭心症
- ・自覚症状または血行動態異常の原因となるコントロール不良の重症不整脈
- ・症候性の高度大動脈弁狭窄症
- ・コントロール不良の症候性心不全
- ・急性肺塞栓または肺梗塞
- ・急性心筋炎または心膜炎
- ・急性大動脈解離（急性期）

方法
- 以下の評価を行い，医師の指示に従い運動療法を実践する．

【評価】
- 病態：臨床診断の確認，重症度の評価，合併症の有無．
- 冠危険因子：高血圧，高脂血症，糖尿病，高尿酸血症，喫煙．
- 筋・関節：下肢筋力の評価，変形性関節症の併存など．
- 運動耐容能：リハビリテーションの段階を上げた場合の症状，血圧，脈拍，心電図の変化．
- 社会的背景：生活習慣，家族構成，職務状況の評価．

方法 【入院中の運動指導】

- 榊原記念病院で使用している歩行リハビリテーション(以下,リハビリ)プログラムを**図1**に示す.

心大血管リハビリテーション指示票

安静	BP / HR SpO2	理学療法プログラム (有 ・ 無)
端坐位	BP / HR SpO2	リハビリ実施基準
立位	BP / HR SpO2	SBP mmHg 未満
足踏み	BP / HR SpO2	HR bpm 未満

□ 通常プログラム / □ 2日アッププログラム

(歩行リハビリ記録表:デイルーム歩行、100m歩行、200m歩行、400m歩行、400m歩行、400m階段 など、各段階で HR / BP を1回目・2回目・3回目・確認として記録)

【下記の場合には1つの段階を2日かけて行う】
- 左室駆出率30%以下など重度心機能障害例
- 僧帽弁形成術後(特に前尖形成や人工腱索使用例)
- 急性大動脈解離術後

※必ずしもこの限りでなく,病態に合わせて適宜,医師の指示に従う.

■図1　歩行リハビリプログラム(榊原記念病院)

> **ココがポイント!** 運動療法は心機能障害がなくても,再発予防の観点から退院後も継続することが大切!

方法
- 医師の指示のもと,歩行リハビリを段階的に進める.
- 中止基準(**表2**)に該当する場合は医師へ連絡し指示を受ける.

■表2　リハビリの中止基準

自覚症状出現時	胸痛,呼吸困難,失神,めまい,ふらつき,跛行
血圧	安静時収縮期血圧150mmHg以上,運動後20mmHg以上上昇,10mmHg以上低下
心拍数	安静時120回/分以上(心房細動140回/分),運動後20回/分以上上昇
心室期外収縮	Lown分類4b以上(**表3**)
心電図	明らかな虚血性ST-T変化

※必ずしもこの限りではなく,病態に合わせて適宜,医師の指示に従う.

■表3　Lown分類(心室期外収縮)

grade		特徴
0		期外収縮なし
1		散発性(30個/時間未満)
2		多発性(30個/時間以上)
3		多形性
4	a	2連発
	b	3連発以上
5		R on T

- 運動療法の意義や必要性を説明し,退院後にも継続できるように患者指導をする.

【退院後の運動指導】
- 30分程度のウォーキングが基本.運動前後に簡単なストレッチ体操を行い,適度な水分補給を心がける.
- 運動の強さは,汗ばむ程度もしくは「ややきつい」と思う程度とする.
- 下記のオーバーワークの徴候に注意し,認める場合は運動量を減らす.
  - 筋肉痛や関節痛を認める.
  - 疲労で眠れず,翌日に疲労感が残る.

●看護のポイント —急性期—

患者指導

- 以下にあげたリハビリの必要性と進行予定を説明する.
  - 早期退院のためには,体力低下をできるだけ予防し,入院前のレベルに早期に回復させることが重要である.
  - 入院前から胸部症状などにより日常生活が制限されていた場合は,入院前の日常生活レベルより体力を向上させる必要があるため,早期から積極的にリハビリを実施していくことが重要である.
  - 呼吸器疾患を有している場合,呼吸器合併症の発症リスクが高いため,早期から抗重力位(ベッドアップ坐位,端坐位)および深呼吸に加えて,離床が重要である.
- 自己検脈の指導を行う(**図1**).

- 脈拍を計る練習をしてもらう.
- 脈拍は,手首の橈骨動脈(親指のつけね)で計る方法が一般的.

① 人差し指,中指,薬指の3本の指を揃え,橈骨動脈の拍動を探す.
  ※ 親指のつけねあたりを触れてみるのがポイント.
② 拍動を感じることができたら,時計の秒針を見ながら脈拍を数える.
③ 慣れてきたら,10秒間の脈拍を数え,6倍すると1分間の脈拍になる.
  ※ 冠動脈バイパス手術で,橈骨動脈を採取した患者には,反対側で測定してもらう.
  ※ 不整脈のある場合は,30秒間計り,2倍する.

■図1 脈拍の計り方の指導

リハビリの実施

- リハビリのプログラムは医師の指示により実施される.
- リハビリの段階を上げる場合,初回は必ず看護師などとともに実施し,バイタルサインや歩行状況などを観察し,安全を確認しながら実施する.

1. 歩行リハビリの進め方

〔リハビリ実施前〕

- 以下を確認する.

①バイタルサイン:血圧,脈拍.
②心電図モニター:リズムの確認,不整脈の有無.
③自覚症状:胸部症状,息切れ,めまいなど原疾患に関連する症状の有無.

リハビリの実施

- 血圧や心拍数が高値のときや許容上限との差に余裕がないときは，少し時間をおいて再測定する．
- 負荷は歩行速度に比例して増加するため，一定の速度（100mを2分程度）で歩き，速歩にならないよう指導する．

注意

- 病状の変化などによりリハビリを休止または中止すべきときがある．
- 看護師は患者の病状を確認してから開始する．
- 中止基準以外でも原疾患の悪化や合併症の出現が疑われる場合は，医師に確認する．

〔リハビリ実施中〕

- 以下を確認する．

①**バイタルサイン**
②**心電図モニター**
③**自覚症状**
④**自覚的運動強度**（ボルグ指数；**図2**）*：運動強度11（楽）～13（ややきつい）程度で実施する．

6		
7	very, very light	（非常に楽である）
8		
9	very light	（かなり楽である）
10		
11	fairly light	（楽である）
12		
13	somewhat hard	（ややきつい）
14		
15	hard	（きつい）
16		
17	very hard	（かなりきつい）
18		
19	very, very hard	（非常にきつい）
20		

7（非常に楽である）～19（非常にきつい）までの7段階に分かれ，被験者の自覚的運動強度のよい指標となる．

(Borg G：Perceived exertion as an indicator of somatic stress. Scand J Rehabil Med 2, p.92-8, 1970 より)

■**図2 自覚的運動強度（ボルグ指数）**

⑤**歩行状況**：ふらつき，歩行速度

- 歩行中は速度を一定にする（100mを2分程度）．

---

*自覚的運動強度（RPE；rating of perceived exertionまたはボルグ指数）：運動の強さの感じ方をスコア化したもの．6～20までの段階に分かれており，全身や局所の疲労感を表すのに用いられる．

リハビリの実施

> 注意
> - 歩行中に息切れ,動悸,モニターで不整脈の出現・増加がある場合は中断し,休息後バイタルサインを確認する.
> - β遮断薬の服用中や心房細動の患者は,心拍数が運動処方の目安になりにくいため,自覚的運動強度が重要となる.

〔リハビリ実施後〕
- 以下を確認する.
① バイタルサイン
② 心電図モニター
③ 自覚症状
④ 自覚的運動強度

2. 階段リハビリの進め方
- リハビリ実施前・中・後の確認事項は歩行リハビリと同様.
- 階段の昇りは5〜8METs(歩行の2.5〜4倍の負荷量)であり心負荷が強い.
- 連続で昇るほど心負荷は増大するのが特徴.
- 初めての場合は,まず1/2階分くらいまで昇り,症状とバイタルサインを確認する.その際,回復までどのくらいの時間を要するか確認する.
- 問題がなければ,1階分を昇った時点で,バイタルサインと回復までの時間を確認する.

> **ココがポイント!** 術後のリハビリは早期から開始されるため,患者への説明は手術前に行うことが望ましい!

5 疾　患

- 虚血性心疾患
- 心筋疾患
- 弁膜疾患
- 動脈・静脈疾患
- 心膜疾患
- 心原性ショック
- 不整脈
- 心不全
- 感染性心内膜炎

■虚血性心疾患―狭心症
労作狭心症

病態
- 心筋への血流の低下（心筋虚血）により前胸部，心窩部，背部（時に左肩や喉）に一過性の痛みや不快感を生じる症候群．
- 労作狭心症における心筋虚血は，冠動脈の器質的な狭窄により生じることが多い．
- 労作や情動的ストレスで悪化し，安静やニトログリセリン製剤（NTG）の投与で緩和する．
- 労作狭心症の重症度分類を**表1**に示す．

■表1　労作狭心症の重症度分類（CCS分類；カナダ心臓血管学会）

I	日常の身体活動（通常歩行や階段昇りなど）では狭心症発作はないが，強いあるいは急激な労作，または長時間の労作により狭心症発作を生じる
II	日常の身体活動はわずかに制限され，以下の労作で狭心症発作を生じる ・急ぎ足の歩行や階段昇り ・坂道歩行 ・食後や寒冷時，強風時，精神的に緊張しているとき，あるいは起床後2時間以内の歩行や階段昇り ・200mを超える平地歩行あるいは1階以上の階段昇り
III	日常の身体活動は著しく制限され，以下の労作で狭心症発作を生じる ・普通の速さ，状態での100〜200mの平地歩行 ・1階分の階段昇り
IV	いかなる動作も症状なしにはできない．安静時にも狭心症発作を生じる

検査と診断

1. **問診**：痛みの質（圧迫感，灼熱感），位置（前胸部，心窩部，頸部，肩〜上肢など），持続時間，誘発する因子および緩和する因子，呼吸困難
2. **心電図**：運動負荷心電図（トレッドミル・エルゴメーター法）での虚血性変化（**図1**）

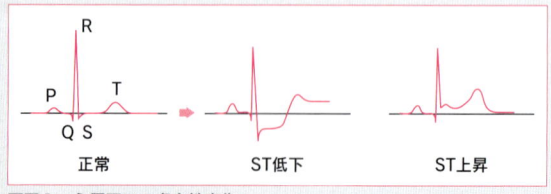

■図1　心電図での虚血性変化

検査と診断

3. **運動負荷心筋シンチグラム，運動負荷エコー**
4. **冠動脈CT**
5. **冠動脈造影**：視覚的な冠動脈の狭窄度，病変枝数，狭窄部位．

禁忌
- 不安定狭心症には，運動負荷試験は禁忌．

治療

1. **薬物療法**
2. **経皮的冠動脈形成術（PCI）**
3. **冠動脈バイパス術（CABG）**：3枝病変と左冠動脈主幹部病変（LMT）の治療は，原則CABG．
4. **運動療法**：運動耐容能の増加，狭心症の閾値の上昇，冠危険因子の改善．

合併症

- 左心不全
- 不整脈

薬剤

1. **硝酸薬**：冠血管拡張．舌下，経口，経皮，点滴などの投与経路がある．
2. **β遮断薬**：心筋酸素需要量の減少．
3. **カルシウム拮抗薬**：冠血管拡張．冠攣縮の関与がある場合は，特に有効．
4. **抗血小板薬**：禁忌がなければ全例に使用．

> **ココがポイント！** 狭心症の診断は問診による詳細な病歴の聴取が重要！

虚血性心疾患

虚血性心疾患―狭心症
冠攣縮性(異型)狭心症

病態
- 冠攣縮（冠スパズム）により心筋虚血が生じる．
- 通常，動脈硬化による器質的な冠動脈狭窄を伴わない．
- 発作は主に安静時に生じ，夜間就寝中や早朝の発作が多い．
- 日本人に多い．

検査と診断
1. **ホルター心電図**：自然発作を捉えるのに有効（図1）．
2. **運動負荷試験**：労作狭心症や運動誘発性冠攣縮の推定．
3. **過換気負荷試験，冷水負荷試験**：冠攣縮性狭心症の誘発．
4. **エルゴノビン負荷試験，アセチルコリン負荷試験**：カテーテルで冠動脈に薬剤を注入し，冠攣縮を誘発する．

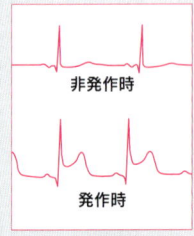

■図1 異型狭心症の心電図変化（非発作時／発作時）

治療
- 薬物療法が中心．

合併症
- 不整脈
- 心筋梗塞

薬剤
- 基本はカルシウム拮抗薬（ニフェジピン，ジルチアゼム）．
- 長時間作用型の硝酸薬を追加したり，ニコランジルを投与する場合もある．
- 発作時には硝酸薬の舌下または口腔内スプレーを行う．

> **ココがポイント！** 問診で，夜間・安静時の胸痛があれば疑う！

虚血性心疾患—狭心症
不安定狭心症

病態
- 心臓死や急性心筋梗塞（AMI）になる危険性の高い狭心症．
- 動脈硬化性粥腫の破綻と2次的な血栓形成により冠動脈の血流量が急速に低下し，発生する．
- 動脈硬化性狭窄病変が進展した状態だが，さらに冠動脈が完全に閉塞し，持続時間が長くなるとAMIになる(p.120参照)．
- 冠攣縮（冠スパズム）が原因の場合もある．
- 不安定狭心症の重症度分類を**表1**に示す．

■表1　Braunwald（ブラウンワルド）の分類

重症度		A	B	C
Ⅰ	発症後2か月未満の重症労作狭心症（3回/日以上の発作）または労作狭心症の増悪 安静時の胸痛発作なし	ⅠA	ⅠB	ⅠC
Ⅱ	発症後1か月以内の安静狭心症で48時間以内に発作なし（亜急性）	ⅡA	ⅡB	ⅡC
Ⅲ	48時間以内に発症した安静狭心症（急性）	ⅢA	ⅢB	ⅢC

A　二次性狭心症：貧血，頻脈性不整脈，過大な情動ストレスなどの心外性因子による心筋虚血の増悪．
B　一次性狭心症：心外性因子のない心筋虚血の増悪．
C　梗塞後狭心症：急性心筋梗塞発症後2週間以内に出現した狭心症．

※さらに治療の有無と密度によって以下のように細分される．
1：未治療または不十分な治療中に発症した不安定狭心症
2：適切な治療中に発症した不安定狭心症
3：ニトログリセリン持続点滴を含む最大限の薬物治療中に発症した不安定狭心症

検査と診断
1. **問診**：20分以上持続する狭心症発作，安静時あるいは軽労作時での発作，48時間以内に1回/日以上の発作．
2. **心電図**：発作時のST上昇，安静時のST低下，T波の逆転，新たな脚ブロックの出現
3. **血液・生化学検査**：心筋逸脱酵素の上昇の有無，トロポニンT定性検査．
4. **胸部X線**：胸痛の鑑別診断のスクリーニング，心不全の有無．
5. **経胸壁心エコー**：左室壁運動異常の有無．
6. **安静時心筋シンチグラム**

禁忌
- 運動負荷試験

> **治療**
>
> 1. **経皮的冠動脈形成術（PCI）**：安静，薬物治療で発作を鎮静化させた後に行うのが基本．薬物抵抗性で発作が鎮静化しない場合は，緊急冠動脈造影を行い，PCIの適応を考慮する．
> 2. **冠動脈バイパス術（CABG）**：PCIが不適な病変には，緊急CABGを行う．緊急CABGを行うまで大動脈内バルーンパンピング（IABP）が必要な場合もある．

● 虚血性心疾患─狭心症

● 看護のポイント

観察事項		観察のポイント
● 胸痛（胸部症状）	あり	● どんな症状（痛みの種類や質）か（発作の経験がある場合：いつもの発作と同じ感じか） ● 痛みの程度（症状の一番強いときを10/10として，現在の症状をx/10で表現してもらう） ● いつから続いているか（どのくらい時間が経過しているか） ● 何をしていたときに起こったか（労作時か安静時か） ● 硝酸薬など何か薬剤を服用しているか（NTGの舌下は効果があるか）

合併症	・急性左心不全 ・急性心筋梗塞
薬剤	・労作狭心症と同様（p.111参照）

> **ココがポイント！**
> ● 問診で疑われれば心電図変化がなくても積極的に入院を考える
> ● 急性心筋梗塞に移行しやすいので要注意！

注意 狭心症は，心筋梗塞への移行を予防することが最も重要である．症状は胸痛のみとは限らないため，発作の症状を判断し，適切に対応することが必要である．

考えられること	対応
● 狭心症発作の最中である ● 急性心筋梗塞への移行がありうる ※特に不安定狭心症でハイリスクの場合，心筋梗塞への移行の可能性が高いので早急な対応が必要 **【不安定狭心症ハイリスク群】** ● 48時間以内に症状の増悪がある ● 20分以上持続する胸痛 ● うっ血性心不全 ● 75歳以上 ● ST変化あり ● 心筋マーカーの上昇	1. 坐位か臥床での安静を指示 2. 症状の詳細を確認 　①どんな症状か 　②どの位置か 　③いつからか（持続時間） 3. 心電図の確認 4. バイタルサインの確認 　※ 2〜4はできるだけ同時進行で行う 5. 医師に報告 　[注意] 症状の強さ，随伴症状によっては医師への連絡を優先 6. 硝酸薬投与や静脈路確保の準備など（急変の対応も含めた準備） 7. 緊急治療（PCIなど）の準備

虚血性心疾患

●虚血性心疾患―狭心症（つづき）

観察事項		観察のポイント
● 胸痛（胸部症状）	なし	
● 血圧		● 急性期の血圧管理目標 　● 正常血圧の患者の場合，血圧低下は平常の10％以内にとどめる 　● 高血圧の患者の場合，血圧低下は平常の30％以内または30mmHg以内にとどめる 　● 収縮期血圧を100mmHg未満としない
● 心電図モニター（脈拍）		● 心拍数100回/分以上（頻脈）または50回/分未満（徐脈）でないか ● 不整脈の有無 ● 虚血性変化の有無

考えられること	対応
● 現在は狭心症発作はおさまっている ※ただし，高齢者，糖尿病患者では，自覚症状のない心筋虚血発作が起こることがある →無症候性心筋虚血（SMI）	1. 再び症状が出たらすぐに看護師を呼ぶように伝える 2. 症状が出たときは詳細を確認 ① どんな症状か，どの位置か，いつからか（持続時間） ② 誘発因子・緩和因子は何か 　**例** 誘発因子：運動などの労作，情動的ストレス，コントロール不良の高血圧，頻脈，発熱，肥大型心筋症，大動脈弁狭窄症，進行性の貧血，低酸素血症をきたす肺疾患 　緩和因子：安静またはNTG舌下により狭心痛が緩和するなど 3. 誘発因子（労作など）があればそれを避けるよう説明
● 収縮期血圧90mmHg未満の患者では，ニトログリセリンなどの薬剤の減量もしくは中止が必要	● 硝酸薬など血圧低下の可能性がある薬剤の持続静注開始直後は，血圧の変動に注意する ● 血圧低下に伴う症状，徴候がないか確認する（尿量が減少していないか，めまいなどの自覚症状がないかなど）
【100回/分以上（頻脈）の場合】 ● 貧血，発熱などによる頻脈 ● 頻脈性不整脈	【100回/分以上（頻脈）の場合】 ● 頻脈の誘因を考え，誘因があれば改善を図る ● 発作に伴う頻脈性不整脈は直ちにドクターコール

虚血性心疾患

●虚血性心疾患―狭心症（つづき）

観察事項	観察のポイント
●心電図モニター（脈拍）	
●呼吸状態	●呼吸回数 ●呼吸困難の有無（意識状態を含む） ●喘鳴，起坐呼吸の有無 ●肺ラ音 ●末梢冷汗，チアノーゼの有無 ●SpO$_2$ ●X線写真 ●既往歴（喘息，COPDなど）

考えられること	対応
【50回/分未満（徐脈）の場合】 ● β遮断薬の使用による徐脈 ● 薬剤の副作用の可能性がある場合 →薬剤の減量または一時中止	**【50回/分未満（徐脈）の場合】** ● 以下の徴候があれば医師に報告 　● 収縮期血圧90mmHg以下 　● めまいなどの自覚症状の出現 　● 不整脈（Ⅱ～Ⅲ度の房室ブロックなど）の出現
● 虚血発作に伴う心機能低下によるショック状態 ● 心不全の合併	1. 安静の指示（呼吸困難が強い場合はセミファーラー位や起坐位とする） 　**注意** 呼吸困難が強いときは虚血による心不全の合併が考えられるため，安易に患者をフラットに臥床させてはいけない 2. 医師に報告 3. バイタルサイン測定 　→ショック徴候の確認も行う（p.182参照） 4. 必要と思われる治療の準備

虚血性心疾患

■虚血性心疾患
急性心筋梗塞 (AMI)

病態
- 冠動脈の閉塞，または狭窄により血流が一定時間以上途絶えることにより，心筋が壊死に陥った状態．
- 時間経過により，急性心筋梗塞（発症～72時間），亜急性心筋梗塞（72時間～1か月），陳旧性心筋梗塞（発症1か月～）に分類．壊死部位による分類は以下のとおり．
  ① **貫壁性梗塞**：心内膜から心外膜まで壊死が及んでいるもの．心電図では，その部位で異常Q波を呈する（Q波梗塞）．
  ② **非貫壁性梗塞**：心内膜のみで心外膜まで壊死が及んでいないもの．心電図では，異常Q波を呈さない（非Q波梗塞）．
- 急性心筋梗塞，不安定狭心症は，冠動脈粥状硬化部位の粥腫の破裂と引き続いて起こる血栓形成により，急激に臨床症状を呈する．これらをまとめて急性冠症候群（ACS）という（図1）．

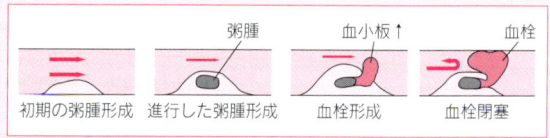

■図1 急性冠症候群への進行

症状 ACSを疑わせる症状：●20分以上持続する胸部の不快な圧迫感，絞扼感，膨満感，疼痛 ●肩や頸部，前腕，下顎に放散する疼痛 ●失神，発汗，冷汗，嘔気，呼吸困難

検査と診断
- 心筋梗塞の診断は，世界保健機関（WHO）の定義では，以下のうち2つ以上を満たす場合になされる．ただし，発症早期には，血清中の心筋マーカーの上昇が認められない場合も多い．
  ① 虚血性胸部不快感の病歴
  ② 心電図の経時的な変化
  ③ 血清中の心筋マーカーの上昇

1. 迅速な評価
- 簡潔な病歴聴取と身体所見．
- バイタルサインの測定（意識状態，血圧，脈拍）．
- 血中酸素飽和度の測定．

検査と診断

- 静脈路の確保.
- 12誘導心電図
- 血液検査（初期の血清心筋マーカー）
- 電解質と凝固系の検査.
- ポータブル胸部X線
- 聴診所見：Killip分類（**表1**）は，AMIを伴う急性心不全の重症度分類として有用.

■表1　Killip分類

クラス	臨床所見	症状
I	心不全の徴候なし	自覚症状なし
II	軽症～中等症の心不全 （肺ラ音＜全肺野の50％，III音）	軽～中等度の呼吸困難
III	肺水腫（肺ラ音≧全肺野の50％）	高度呼吸困難，喘鳴
IV	心原性ショック （チアノーゼ，意識障害）	収縮期血圧≦90mmHg 四肢冷感，乏尿

2. 心電図変化

- ST上昇：発作直後から数分ないし数時間以内に出現し，数時間～数日で次第に下降.
- 異常Q波：発作後，数時間～24時間以内に出現.
- 冠性T波の出現（発症直後はT波が先鋭化）.

【代表的な心筋梗塞急性期の心電図】

①**前壁梗塞**：胸部誘導でのST上昇，II，III，aV_Fでの鏡像的ST低下（**図2**）.

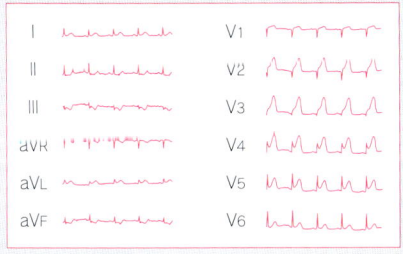

■図2　前壁梗塞

> **ココがポイント！**
> ● 急性心筋梗塞では，簡便で誰でも行える"聴診"による心不全の重症度判定が重要！

虚血性心疾患

検査と診断

② **下壁梗塞**：Ⅱ，Ⅲ，aVFでのST上昇，胸部誘導での鏡像的ST低下（図3）．

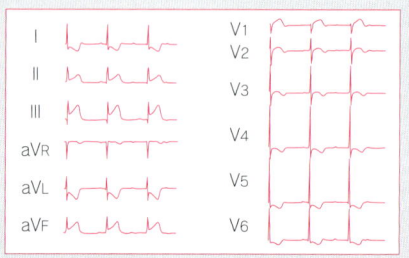

■図3 下壁梗塞

③非ST上昇型心筋梗塞
- 多誘導でのST低下が認められる場合は，左主幹部や多枝病変が疑われるため注意が必要．
- 左主幹部＋3枝病変が確認された非ST上昇型心筋梗塞例の心電図（図4）．

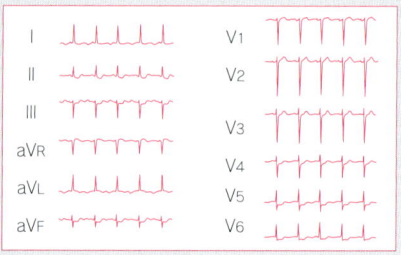

■図4 非ST上昇型梗塞

3. 血液検査
- 心筋マーカー：CKや心筋特異性のあるCK-MBで基準値上限の2倍以上の上昇．
- 心筋トロポニンTもしくはI（発症3時間後から血中へ遊出），ミオグロビン，ミオシン軽鎖，心臓型脂肪酸結合蛋白（H-FABP）などを組み合わせて判断．

4. 心エコー
梗塞部位に一致する心筋壁運動の低下，心嚢液の有無，上行大動脈の観察，機械的合併症の早期診断．

> **ココがポイント！** 急性心筋梗塞では，心電図のST, T波の変化が重要であるが，必ずしも上昇のみとは限らない！

治療

1. プレホスピタルケア
- 早期にCCUを有する施設に搬送することが重要.
- 安静を保ち,可能ならば疼痛緩和,血圧コントロール,心電図モニター監視,酸素吸入(4L/分).

※MONA(Morphine;塩酸モルヒネ,Oxygen;酸素,Nitroglycerin;ニトログリセリン,Aspirin;アスピリン)が心筋梗塞のファーストエイド.

2. CCU入室後
- 安静,酸素吸入,心電図モニター監視.
- 疼痛緩和,血圧のコントロール.
- 血栓形成を予防するため,アスピリン投与.
- 補助療法の開始.

  ① **ヘパリン静脈内投与**:ACTまたはAPTTで,1.5〜2倍の延長を目安.

  禁忌
  - 活動性の出血 ● 最近の外科的処置 ● 重症高血圧
  - 出血傾向 ● 消化管出血

  ② **硝酸薬静脈内投与**

  適応
  - うっ血性心不全 ● 広範囲前壁梗塞
  - 持続もしくは再発する虚血性心疾患 ● 高血圧

  注意
  - 極端な血圧低下は,心筋虚血や心筋灌流を増悪させる恐れがある.
  - 収縮期血圧が100mmHgを下回らないようにする.
  - 右室梗塞が懸念される患者では,深刻な低血圧を生じる危険がある.

  ③ **β遮断薬**

  禁忌
  - 心拍数60回/分未満 ● 収縮期血圧100mmHg未満
  - 中等症もしくは重症左心不全
  - 末梢循環不全/ショック
  - Ⅱ度もしくはⅢ度房室ブロック
  - 重症慢性閉塞性肺疾患(相対的禁忌)
  - 気管支喘息の既往(相対的禁忌)
  - 重症末梢血管疾患(相対的禁忌)

虚血性心疾患

治療

3. 再灌流療法

- 急性期治療では，発症早期に再灌流療法を実施することが重要である（図5）．

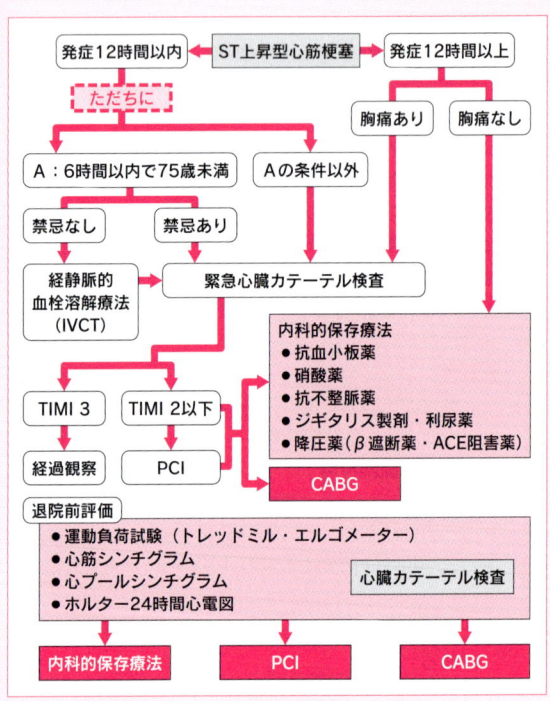

```
                    ST上昇型心筋梗塞
   ┌──────────────────┼──────────────────┐
発症12時間以内                      発症12時間以上
   │                              ┌──────┴──────┐
[ただちに]                        胸痛あり      胸痛なし
   │                              │              │
┌──┴──┐                           │              │
A：6時間以内で75歳未満  Aの条件以外              │
┌──┴──┐        │                               │
禁忌なし 禁忌あり  │                               │
  │      └──→ 緊急心臓カテーテル検査 ←─────────┘
経静脈的                    │
血栓溶解療法                │         内科的保存療法
(IVCT)                     │         ● 抗血小板薬
  │                        │         ● 硝酸薬
  ↓                        │         ● 抗不整脈薬
┌──┴──┐                    │         ● ジギタリス製剤・利尿薬
TIMI 3  TIMI 2以下          │         ● 降圧薬（β遮断薬・ACE阻害薬）
  │       │                │         
経過観察  PCI               │         CABG
  │
退院前評価
  ● 運動負荷試験（トレッドミル・エルゴメーター）
  ● 心筋シンチグラム
  ● 心プールシンチグラム            心臓カテーテル検査
  ● ホルター24時間心電図

内科的保存療法        PCI           CABG
```

■図5　榊原記念病院における急性心筋梗塞の治療指針

- 早期再灌流療法により梗塞範囲を最小限に抑え，心筋壊死を軽減させる．
  ① **血栓溶解療法**：血栓溶解薬によりフィブリンを溶解．経静脈的投与（IVCT）と冠動脈的投与（ICT）がある．
  ② **経皮的冠動脈形成術（PCI）**：血栓溶解療法との比較では，PCIのほうが死亡率，再梗塞率ともに有意に低下．
  ③ **冠動脈バイパス術（CABG）**

> **ココがポイント！** 急性心筋梗塞の治療には，血栓溶解療法，PCI，CABGがある！

合併症

- 心原性ショック（AMIの5〜8％に合併）．機序として，左室機能低下，重症僧帽弁閉鎖不全，心室中隔穿孔，右室梗塞，心タンポナーデなど．
- 機械的合併症（心破裂：図6）

  ①左室自由壁破裂（狭義の心破裂）
  - 穿孔破裂型，滲出型に分類される．
  - 穿孔破裂型は突然の意識低下，血圧低下，無脈性電気活動（PEA）となり，急激に循環不全に陥り救命は極めて困難．
  - 滲出型では，血圧低下は緩徐であり，心エコーで心嚢液貯留を確認し，ドレナージを行う．
  - ドレーンから持続して血液が流出すれば，外科的修復術を行う．

  ②心室中隔穿孔（VSP）
  - 心室中隔の心筋壊死により組織が断裂して心室間の交通を生じる．
  - 容量負荷により急速に高度の心不全を生じる．
  - 外科的修復術を行う．

  ③僧帽弁乳頭筋断裂
  - 心尖部に汎収縮期雑音を聴取．
  - 僧帽弁乳頭筋不全・断裂により急速に心不全が進行する．
  - 後乳頭筋完全断裂では，急速に心原性ショックに至るため，すみやかにIABPあるいはPCPSを用いて循環補助をし，緊急手術を行う．

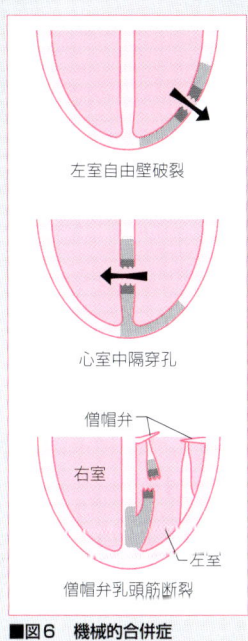

■図6　機械的合併症

（左室自由壁破裂／心室中隔穿孔／僧帽弁乳頭筋断裂）

> **ココがポイント！** 急性心筋梗塞の機械的合併症に対しては，早期診断と迅速な外科的対応が必要！

リハビリテーション

- AMI後のリハビリテーションは，運動や活発な身体活動が高血圧や糖尿病，肥満，高脂血症などの動脈硬化危険因子を軽減し，心イベントの再発を減少させる（二次予防）．
- 急性期（CCU入院〜退院），回復期（退院〜社会復帰），維持期（社会復帰〜生涯）に分類される（**表2**）．

■表2 心臓リハビリテーションの進め方

回復過程	急性期（第Ⅰ期）	回復期（第Ⅱ期）	維持期（第Ⅲ期）
リハビリテーションの期間	●合併症あり（2〜3週間） ●合併症なし（約1か月間）	外来通院（約2か月間）	スポーツ性を取り入れたリハビリテーション（2〜3か月間）
実施場所	病院	自宅またはリハビリテーション施設	地域リハビリテーション施設
内容	1. 急性期治療 2. 段階的負荷療法	1. 機能評価 2. 運動療法	1. 運動療法 2. 再発防止の生活実践

- 心臓リハビリテーションは身体を動かすということだけでなく，生活習慣病に対する教育などを含めたものである．

再発予防

- AHA/ACCのガイドラインにおける心筋梗塞の再発予防として，禁煙，血圧コントロール，脂質管理，身体活動，体重管理，糖尿病管理，抗血小板薬，ACE阻害薬，β遮断薬をあげている．

● 虚血性心疾患 ― 急性心筋梗塞

● 看護のポイント

	観察事項	観察のポイント
カテーテル治療前	●胸部症状	●痛みの種類と部位：胸部だけでなく，腕や肩の痛み，心窩部の痛み，顎から奥歯の痛みを訴えることもある

再発予防

1. 血圧コントロール
- 降圧目標としては，140/90mmHg未満であるが，心不全もしくは腎不全合併症では，130/85mmHg未満に保つことが勧められている．

2. 脂質管理
- 冠動脈疾患の既往がある場合（二次予防），生活習慣の改善とともに薬物治療を考慮することが必要であり，LDLコレステロール<100mg/dL，HDLコレステロール≧40mg/dL，中性脂肪<150mg/dLを目標とすることが推奨されている（動脈硬化ガイドライン2007）．

3. 身体活動および体重の管理
- 適切な運動を毎日行うことが最適．最低でも週に3～4日，30分の歩行を行う．
- 運動処方：嫌気性代謝閾値（AT），最大酸素摂取量の40～85％が理論的に最適．最高心拍数の55～85％の運動と考えるとよい．

4. 糖尿病管理
- HbA$_{1c}$<7％を目指し，正常域に維持．

> **ココがポイント！** 急性心筋梗塞では，早期社会復帰と二次予防のために，計画的なリハビリテーションが重要！

虚血性心疾患

注意
- 症状は，胸痛，呼吸困難，嘔気・嘔吐，冷汗など狭心症と類似する．ただし，AMIでは胸痛はより強く持続時間が長く，ニトログリセリンも無効．
- 心筋梗塞は死に直結することが少なくないため注意が必要（死因は，心原性ショック，うっ血性心不全，不整脈，心破裂などの合併症による）．

考えられること	対応
・心窩部痛，腕の痛み，顎の痛みなどの訴えでも，狭心痛の可能性があるため心電図でST，T波の変化を確認する ・血液所見で白血球の増加，トロポニンTの陽性反応がある場合などには，心筋梗塞の可能性がある	・カテーテル治療までは安静を保つ ・薬物療法 　●塩酸モルヒネなどによる疼痛の軽減 　●血圧および心拍数コントロール 　●冠拡張薬の持続投与

●虚血性心疾患―急性心筋梗塞（つづき）

	観察事項	観察のポイント
カテーテル治療前	● 胸部症状	● 痛みの持続時間 ● 痛みの程度（症状の一番強いときを10/10として，現在の症状をx/10で表現してもらう） ● 症状出現時刻
	● バイタルサイン	● 血圧・心拍数・体温・呼吸など
	● 心電図変化	● 12誘導心電図により，ST・T波の変化，異常Q波の有無など
	● 不整脈	● 12誘導心電図またはモニター心電図で確認 　● 上室性期外収縮，心房細動 　● 心室期外収縮 　● 房室ブロック 　● 洞房ブロック，洞停止 　● 脚ブロック 　● 心室頻拍，心室細動　など

考えられること	対応
● 痛みの発症から20分以上で心筋壊死が始まり、30分以上持続している場合には、心筋梗塞の可能性を考える ● 痛みの程度が強い場合には、疼痛による交感神経の亢進により、血圧の上昇や心拍数の増加が起こり、さらに心筋酸素消費量が増大することがある。また、激しい胸痛は、死に対する恐怖心を増大させるので、疼痛を軽減する処置が重要 ● 胸痛を伴わない場合は、無痛性心筋梗塞が考えられる	注意 血圧を随時観察 ● 合併症の管理 　● 心電図モニターによる不整脈の観察と早期発見および対処 　● 心室細動では速やかに電気的除細動を行う 　● 高度房室ブロックなどの場合には、一時的ペーシングが行われる 　● ST変化の観察 　注意 疼痛の軽減、冠拡張薬の投与などに合わせて観察 　● 酸素飽和度（SpO$_2$）のモニタリング 　● ポンプ失調に対して利尿薬やカテコラミンの投与 　注意 薬物療法の反応を随時観察 ● 不安の除去 　● 治療に対する十分な説明を行う
● 血圧や心拍数が高い場合には、心筋酸素消費量が増大し、虚血が増悪するため、血圧や心拍数コントロールが必要	
● 心筋梗塞発症後、超急性期では、T波の増高のみが認められる。時間の経過とともに、ST上昇、異常Q波の出現、R波の減高などがみられる	
● 房室ブロックがある場合には、右冠動脈の障害の可能性がある	

虚血性心疾患

●虚血性心疾患—急性心筋梗塞（つづき）

	観察事項	観察のポイント
カテーテル治療前	●呼吸状態 ●循環状態	●呼吸回数，呼吸パターンの観察 ●肺の湿性ラ音を聴取し，Killip分類（p.121参照）により，Ⅰ～Ⅳ型の判断を行う ●起坐呼吸の有無 ●チアノーゼの有無 ●末梢冷感，循環不全の有無
	●心音	●心雑音の有無 ●心膜摩擦音の有無
カテーテル治療直後からリハビリ開始まで	●胸部症状	●痛みの程度を χ/10 で表現してもらい，治療前や治療中と比較する
	●バイタルサイン	●血圧の変動 ●心拍数の変動 　●血圧や心拍数は，カテーテル治療前や治療直後と比較することが重要 ●体温 ●呼吸数

考えられること	対応
● 起坐呼吸の場合,急性左心不全の合併を考える ● KillipⅢ型(肺水腫),Ⅳ型(心原性ショック)では,死亡率が高い	
● 収縮期雑音がある場合には,心室中隔穿孔や,乳頭筋断裂に伴う僧帽弁閉鎖不全などを疑う ● 心膜摩擦音がある場合は,心膜炎や滲出型の心破裂の可能性を疑う	
● 治療直後と比較して増強しているようであれば,再閉塞している可能性がある ● 治療した部位の側枝の閉塞による痛みの可能性もある	● バイタルサイン測定を行い,心電図でST変化を確認し,医師に報告する
● 気分不快,冷汗などを伴い,血圧低下や徐脈がみられた場合,副交感神経緊張(ワゴトニー)による症状の可能性がある ● 冠拡張薬の投与や脱水などにより,血圧が低下する可能性もある ● 洞頻拍の場合,循環血液量が不足している可能性がある	● ワゴトニー症状の場合,ショック体位(p 183参照)をとり,医師に報告する ● 心電図も確認し,再閉塞や合併症の可能性も考える

虚血性心疾患

● 虚血性心疾患—急性心筋梗塞（つづき）

	観察事項	観察のポイント
カテーテル治療直後からリハビリ開始まで	● 心電図変化	● 12誘導心電図により経時的変化を確認
	【心筋梗塞の合併症状】 ● 心不全	● 駆出率40％以下では，心不全を合併する可能性が高く，2時間ごとに尿量，CVP，スワン・ガンツカテーテルによる圧データを観察し，心不全徴候に注意する ● 胸部の聴診：心雑音や肺のラ音の有無 ● 呼吸状態の観察：起坐呼吸やチアノーゼの有無 ● SpO_2
	● 不整脈	● 12誘導心電図またはモニター心電図で確認 　● 上室性期外収縮，心房細動 　● 心室期外収縮 　● 房室ブロック 　● 洞房ブロック，洞停止 　● 脚ブロック 　● 心室頻拍，心室細動　など

※穿刺部の観察事項などは，心臓カテーテル検査（p.60〜）と同様．

考えられること	対応
● 治療後はSTの低下とともに，異常Q波や冠性T波の出現などがある．STの再上昇がみられた場合には，再閉塞の可能性がある．胸部症状などを併せてアセスメントする ● 梗塞巣が小さい場合は，異常Q波の出現がなく，R波の減高やq波のみの非Q波梗塞となることもある	● ST変化や不整脈の出現があれば，すぐにモニター記録をとり，12誘導心電図をとる ● 同時にバイタルサインの測定や症状の確認，全身状態の観察を行い，医師に報告する
● 尿量が低下し，CVPが上昇している場合は，心不全を合併している可能性がある ● Forrester分類（p.195参照）II型では心不全，IV型では重症心不全の状態である ● 肺のラ音を聴取し，Killip分類でIII型もしくはIV型では，重症心不全である	● 医師に報告するとともに，利尿薬を使用した場合は，血圧の低下などがないか確認する ● 心不全に伴う低酸素状態により，心筋虚血が増悪する可能性があるので，胸部症状を確認するとともに，心電図変化の有無を確認する ● 血圧低下，徐脈，全身の循環障害の症状がみられたら，下肢を挙上し，医師の指示を確認する ● SpO_2が著しく低下している場合には，すぐに医師に報告するとともに，酸素投与の準備を行う

虚血性疾患

心筋疾患—心筋症
肥大型心筋症（HCM）

病態
- 高血圧や大動脈弁狭窄症といった基礎疾患を有することなく，心筋に異常な肥大をきたす疾患．
- 常染色体優性遺伝形式をとる家族内発症が半数．
- 左室流出路狭窄の有無により3型に分類（図1）．

症状 無症状のことが多いが，心不全症状から，狭心痛，立ちくらみや失神発作といった突然死につながる徴候までさまざま．

[閉塞性（HOCM）]

[非閉塞性（HNCM）]

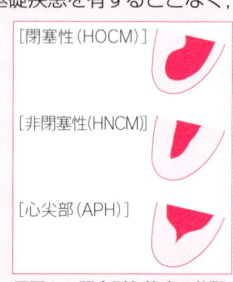

[心尖部（APH）]

■図1　肥大型心筋症の分類

検査と診断
1. **心電図**：心肥大（R波の増高），巨大陰性T波が特徴的．
2. **心エコー**：心室中隔の非対称性肥大（ASH），僧帽弁の収縮期前方運動（SAM）など．
3. **心臓カテーテル検査**：左室内圧較差の測定，心筋生検，不整脈の誘発など．

治療
1. **薬物療法**：不整脈への対策．心不全の治療．
2. **ペーシング療法**：心室の収縮パターンを変え，左室内圧較差を減少させる．
3. **外科治療**：肥大した部分の心筋を外科的に切除．
4. **経皮的中隔心筋焼灼術（PTSMA）**：バルーンカテーテルを用いて肥大した心室中隔の栄養血管である冠動脈の分枝に少量のエタノールを注入し，心室中隔を壊死させることにより，左室内圧較差を減少させる方法．
5. **植え込み型除細動器**：心室頻拍を認める症例に適応となることもある．

合併症
- 発作性心房細動
- 致死性不整脈による突然死．

薬剤
- 流出路狭窄のある場合はβ遮断薬，Ia群抗不整脈薬が中心．
- 発作性心房細動や心室頻拍にはアミオダロンも使用する．

ココがポイント！
- 閉塞型は積極的に治療が必要！
- 不整脈対策が重要！

心筋疾患—心筋症
拡張型心筋症（DCM）

病態
- 原因不明の左室あるいは両室のびまん性の収縮能低下，心拡大を主体とした疾患（図1）．

  症状 進行に伴い，心不全症状の出現．不整脈，失神など．

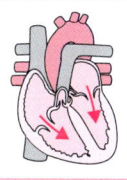

  正常（拡張期）　　拡張型心筋症（拡張期）壁が薄くなり全体的に拡張している

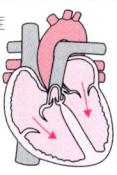

  ■図1　拡張型心筋症

検査と診断
1. **胸部X線**：心拡大所見．肺うっ血，胸水．
2. **心電図**：心筋細胞壊死，線維化に伴うQRS幅の増大，脚ブロック，不整脈（心室期外収縮，心室頻拍）の出現．
3. **心エコー**：びまん性壁運動低下，左室拡張終期径（LVDd）の拡大，僧帽弁閉鎖不全の出現．
4. **心臓カテーテル検査**：冠動脈造影などにより虚血性心筋症の鑑別．
5. **その他**：核医学検査など．

治療
1. **一般的な心不全治療**：安静，塩分・水分管理．
2. **薬物療法**：利尿薬，強心薬，ACE阻害薬，ARB．
3. **β遮断薬**：左室リモデリング予防
4. **ペースメーカー，植え込み型除細動器**：徐脈性あるいは頻脈性不整脈に対して挿入．
5. **外科治療**：補助人工心臓，心移植を含む

合併症
- 心不全，低心機能に伴う症状．
- 不整脈による突然死．

薬剤
- 利尿薬，強心薬に加えて慢性期のACE阻害薬，ARB，β遮断薬の導入が予後改善に重要な役割を果たす．
- β遮断薬として，最近はカルベジロールが主流である．

> **ココがポイント！** 予後改善のためにβ遮断薬の慎重な導入が重要！

心筋疾患―心筋症
拘束型心筋症（RCM）

病態
- 心室拡張機能障害を特徴とする多様な心筋疾患の総称．
- 頻度としては非常にまれ．

検査と診断
- 診断基準を**表1**に示す．

■表1　拘束型心筋症の診断基準

1. うっ血性心不全を起こす"硬い"左室の存在
2. 左室収縮能が正常または正常に近い
3. 著明な左室拡大または肥大がない
4. 原因（基礎心疾患）不明

※拘束型心筋症の診断には，同様に左室拡張障害をきたす以下の心疾患の除外が必要．
　①収縮性心膜炎
　②虚血性心疾患
　③老人心
　④特定心筋疾患（心アミロイドーシス，心サルコイドーシス，心ヘモクロマトーシスなど）

（心筋生検研究会）

治療
- 確立された治療法はなく，合併する心不全や不整脈に対する対症療法が中心．
- 不整脈に対しては，洞調律の維持またはカルシウム拮抗薬などを中心とした心拍数のコントロールを図る．

合併症
- **心不全**：左室拡張能の低下から心不全を合併することがある．
- **不整脈（心房細動）**：左室拡張能の低下から心房負荷がかかり，心房細動をきたす例がある．

薬剤
- 心不全には利尿薬，ACE阻害薬やβ遮断薬などを使用．

> **ココがポイント！** まれな疾患であり，診断が困難！

心筋疾患—心筋症
たこつぼ心筋症

病態
- 急性心筋梗塞に類似した胸部症状と心電図変化を有するが，左室の壁運動異常は冠動脈支配領域と一致しない．
- 収縮期に心尖部で高度の壁運動低下を示すのに対し，心基部では全周性に過収縮を示し，その形態が蛸を捕獲するために使われる「たこつぼ」に類似するため，この名がついた*（図1）．
- 詳細な病因は不明．冠動脈の多枝にわたる攣縮やカテコラミン大量分泌が関与しているという説があるが定かではない．
- 精神的な強いストレスやβ刺激薬が誘因として関与している例もある．
- 60歳以上の女性に好発．

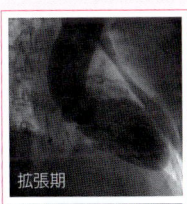

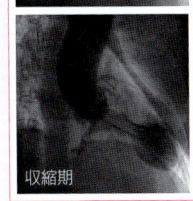

■図1 たこつぼ型心筋症
拡張期
収縮期

検査と診断
1. **心電図**：広範囲でのST低下や陰性T波．
2. **心エコー**：心尖部の高度壁運動低下と心基部の過収縮が特徴．
3. **心臓カテーテル検査**：壁運動異常を説明できる冠動脈病変がない．左室造影で心尖部の高度壁運動低下と心基部の過収縮が特徴．

治療
- 確立された治療法はない．発症して数日〜数週間後には正常化することから一般的に予後は良好．
- ただしうっ血性心不全や，IABPを必要とするような心原性ショックをきたす例も存在する．

合併症
- 心原性ショック，心不全

＊海外でも「takotubo cardiomyopathy」とよばれるが，「たこつぼ」がわからないため，「ampulla cardiomyopathy」ともよばれる．

ココがポイント！ ● **急性心筋梗塞との鑑別が重要！**

● 心筋疾患—心筋症

● 看護のポイント

観察事項	観察のポイント
● 自覚症状	● 労作時の息切れ,起坐呼吸の有無など,心不全症状の有無・程度や出現時の状況の観察 ● 咳嗽,胸部症状,動悸,めまい,失神,易疲労などの有無
● 身体所見	● 胸部X線により,肺うっ血や胸水の有無・程度を観察 ● 肺雑音の有無・範囲・種類(湿性ラ音か乾性ラ音か) ● チアノーゼ,心雑音,浮腫,腹水,頸静脈の怒張の有無
● 不整脈	● 心房細動,脚ブロックの有無 ● 心拍数の確認

注意	長期の治療・安静に伴う身体的・精神的苦痛があるため，異常の早期発見に努め，悪化することなく日常生活を送ることができるよう援助していくことが必要である．

考えられること	対応
● 労作時の息切れが増強している場合，左心不全症状が増悪していることが考えられる ● 安静時にも息切れが出現し，起坐呼吸がある場合には，急性左心不全の状態にあると考えられ，早急な対応が必要となる ● 易疲労感は，心機能低下による低心拍出量症候群の可能性もある	● 呼吸困難が強い場合は，安静を促し，起坐位を保持し，すぐに医師に報告するとともに酸素投与の準備を行う 　● バイタルサインの測定 　● 酸素飽和度の測定 　● 尿量や水分バランスなどの確認
● 浮腫や腹水，頸静脈の怒張が増強している場合は，右心不全の増悪が考えられる	● 体重の増加に注意し，水分・塩分管理を厳重に行う
● 肥大型心筋症の場合，心房細動を合併することが多く，慢性的な心房細動の場合には，心拍数のコントロールが行われる ● 安静時に通常より心拍数が増加している場合，心不全症状が悪化している可能性がある	● 心房細動が出現した場合，12誘導心電図を測定し，バイタルサイン，自覚症状の確認を行い，医師に報告する ● 慢性心房細動の状態で，心拍数が増加した場合（排泄後などに一時的な場合）は，まず安静を促す．呼吸状態を観察し，心拍数が安定しない場合には，医師に報告する

心筋疾患

● **心筋疾患──心筋症(つづき)**

観察事項	観察のポイント
● 不整脈	● 心室期外収縮の有無・程度を観察し,心室頻拍の出現などに注意する ● 心室期外収縮は,出現頻度,種類,特にR on T型の有無などを観察
● 塞栓症の症状	● 四肢の動脈触知を確認(左右・上下肢の差の有無) ● 四肢の冷感,しびれなどの有無 ● 意識障害,失語,片麻痺などの脳梗塞所見の有無

考えられること	対応
●利尿薬などの使用により電解質異常が起こり，心室期外収縮が出現する可能性がある．特に，R on T型の心室期外収縮は，心室頻拍に移行する危険性が高い	●R on T型の期外収縮を発見したら，すぐに医師に報告する ●心室頻拍を発見し，呼吸や意識がない場合は，患者から離れずにすぐに応援をよび（ナースコールを使用したり，大声で叫ぶ），医師が到着するまで心肺蘇生を行う 　●意識がある場合は，医師に報告するとともに，バイタルサイン，12誘導心電図の測定を行い，薬物療法の準備などを行う
●心房細動に起因する左房内血栓や，左室壁運動低下による左室壁在血栓があると，塞栓症を合併することがある．失語や片麻痺症状が出現した場合，脳梗塞を発症した可能性がある	●安静を促し，医師に報告する ●バイタルサインの測定 ●酸素投与の準備を行うとともに，CT検査などに備える

心筋疾患

■心筋疾患
急性心筋炎

病態
- 心筋に急性の炎症性障害をきたす疾患.
- 原因は、ウイルス、細菌などをはじめとした感染症や薬剤、膠原病など多岐にわたるが、不明なことも多い.
- 急激な進行を認めるタイプ（劇症型心筋炎）があるため、注意を要する.

症状
自覚症状 ●上気道感染症状 ●消化器症状 など
心症状 ●心不全 ●不整脈 ●心膜炎症状

検査と診断
1. **血液検査**：炎症反応（白血球数・CRP高値）、CPK、LDH高値.
2. **ウイルス検査**：陽性率は高くない.
3. **胸部X線**：心拡大所見. 心不全を呈すると肺うっ血、胸水.
4. **心電図**：冠動脈支配領域に一致しない広範囲のST上昇所見（図1）. 心室期外収縮や心室頻拍、伝導障害による脚ブロックなど、多彩な不整脈を呈する.

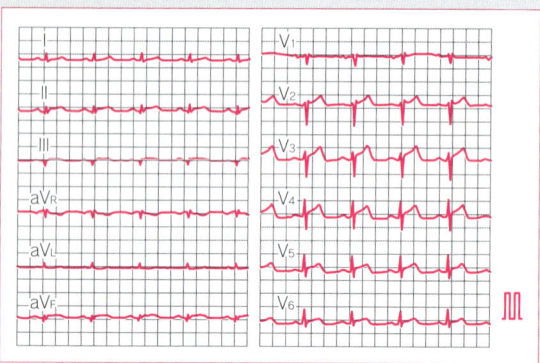

■図1 心電図
全誘導にわたるST上昇を認める.

5. **心エコー**：全周性壁運動低下と心筋壁の浮腫性肥厚. ショック例では高度の収縮低下.
6. **心臓カテーテル検査**：急性冠症候群との鑑別に冠動脈造影が必要なことがある.

治療
1. **疑診例では入院のうえ経過観察**
2. **心不全治療**：薬物療法
3. **不整脈治療**：抗不整脈薬，電気的除細動（頻脈性不整脈），一時的ペースメーカー（徐脈性不整脈）
4. **補助循環**：IABP，PCPS，VAS
5. **気管内挿管による呼吸管理**

合併症
- 急性心不全
- 致死性不整脈
- 感染症（特に補助循環導入時）

薬剤
- 急性心不全に対して，利尿薬，強心薬（カテコラミン），PDE Ⅲ阻害薬など．
- 不整脈に対して，抗不整脈薬（特にⅢ群）．

ココがポイント！ 劇症例では時期を逸しない積極的な治療が必要

●心筋疾患 ─ 急性心筋炎

●看護のポイント

観察事項	観察のポイント
【前駆症状】 ●感冒様症状 　●発熱　●咽頭痛 　●咳　　●全身倦怠感 　●頭痛　　　　　　など ●消化器症状 　●嘔気　●腹痛 　●嘔吐　●下痢　など	●感冒様症状が前駆症状として現れることがあるので確認する ●軽い咳，痰，微熱などの持続に注意する
【急性期の症状】 ●動悸・胸痛 ●心不全症状 　●呼吸困難 　●全身倦怠感 　●浮腫 　●ショック 　●末梢冷感	●感冒様症状が持続した1～2週間後に心症状が出現することが多い ●息切れが強くなり，仰臥位で眠ることができない
【循環不全の徴候】 ●心電図の変化 ●血液検査 ●心エコー ●胸部X線	●広範囲の誘導でST上昇がみられる 　●心室期外収縮の多発，心室頻拍 　●完全房室ブロックの出現 ●CPK，GOT，LDH上昇 　●白血球の増加，CRPの上昇 ●心エコーにて左室の壁運動低下，内腔拡大，心膜液貯留の所見 ●心拡大,肺うっ血,胸水の出現

注意	初期症状は感冒様症状であるが，重症心筋炎や心臓に器質的障害がある場合は，突然死をまねくこともあるため，注意深く観察していく必要がある．

考えられること	対応
● 原因となるウイルスは感冒などの病因ウイルスと同じことが多く，感冒様の症状がみられる ● 軽症の場合は，安静にて症状は改善する ● 体温と比例しない頻脈，胃腸症状，倦怠感を伴う呼吸困難，血圧の低下を伴うときは心筋炎の可能性がある	● 原因療法はなく，対症療法となるため，以下の観察を十分に行い，異常の早期発見に努める<ul><li>バイタルサイン</li><li>呼吸状態</li><li>心不全徴候</li><li>心電図モニタリング</li><li>12誘導心電図</li><li>不整脈</li><li>自覚症状</li></ul>● 安静の保持，体位の工夫，睡眠の援助を行う ● 精神面への援助を行う ● 血液検査の確認（ウイルス抗体の確認を急性期と寛解期に行う） ● 各種検査データの確認 ● 左心不全の場合は，カテコラミン，利尿薬，血管拡張薬を使用する ● 重症ポンプ失調の場合は，補助循環やペースメーカーによる循環動態の管理や，気管内挿管による呼吸管理を行う
● 炎症により心筋収縮能が障害され，心拍出量が低下することによる ● 基礎に心疾患がある場合は，特に重症になりやすい 注意 突然死の可能性もある	
● 広範囲にわたる心筋の炎症により，刺激伝導系に障害をきたし，多彩かつ重症の不整脈が出現する ● Ⅰ度の房室ブロックであっても，Ⅱ度，Ⅲ度と進行することがまれではないので注意する ● 炎症による心筋細胞の壊死により心筋逸脱酵素が上昇する	

心筋疾患

弁膜疾患—心臓弁膜症
大動脈弁狭窄症 (AS)

病態
- 大動脈弁の開放制限が左室圧負荷を引き起こす．高度狭窄では左室肥大，心機能低下から心不全を発症する．
- 原因には加齢による弁の硬化やリウマチ性，先天性二尖弁などがある．
- 息切れ，胸痛などの症状が発現すると予後は不良であり，外科治療を考慮する．

症状
- 狭心痛　● 失神・めまい　● 心不全（労作時息切れ，呼吸困難）

検査と診断

1. **身体所見**：駆出性収縮期雑音，頸動脈shudderの触知，遅脈．
2. **経胸壁心エコー**：狭窄の原因診断，弁口面積および圧較差測定による定量評価，心機能評価（図1）．
   ※重症：
   弁口面積＜0.75cm²，
   平均圧較差＞50mmHg．
3. **経食道心エコー**：詳細な大動脈弁の観察，弁口面積の測定．
4. **心臓カテーテル検査**：冠動脈造影（虚血性心疾患の合併の有無を確認する）

■図1　経胸壁心エコー
大動脈弁は肥厚・硬化しており，開放制限を認める．

治療
- 外科治療を主とする．
- 高度狭窄例，自覚症状発現例では，積極的に大動脈弁置換術（AVR）を検討する．

> **ココがポイント！**
> - 自覚症状出現例の治療の第一選択は外科治療
> - 手術至適時期を見逃さないこと！

弁膜疾患—心臓弁膜症
大動脈弁閉鎖不全症 (AR)

病態
- 拡張期に大動脈から左室に血液が逆流する，左室圧負荷および容量負荷を引き起こす．
- 原因には，弁尖の変形を主とするリウマチ性，加齢による硬化および大動脈基部の拡大による逆流などがある．
- 高度逆流では，左室拡大とともに心機能低下を生じ心不全に至る．

症状 ●労作時呼吸困難 ●発作性呼吸困難 ●起坐呼吸 ●動悸

検査と診断
1. **身体所見**：脈圧の増大（拡張期血圧低下），二峰性頸動脈波，to and fro murmur．
2. **経胸壁心エコー**：逆流の原因診断，重症度の定量評価，心機能の測定（図1）．
   ※重症：左室収縮終期径＞50mm，逆流量55mL以上，逆流率55％以上．
3. **経食道心エコー**：大動脈弁および大動脈基部を詳細に観察．
4. **心臓カテーテル検査**：心内圧測定，冠動脈造影，大動脈造影．

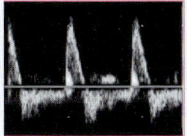

■図1 経胸壁心エコー
中等度以上の大動脈弁逆流では，腹部血流パターンが変化する．拡張期に逆行性血流が持続することが特徴である．

治療
1. **薬物療法**
2. **外科治療**：機械弁・生体弁による大動脈弁置換術（AVR），大動脈弁形成術．心機能低下が可逆的である時期に手術を考慮．ほとんどの症例で弁置換術となるため，早期手術は必ずしも勧められていないが，中等度以上の大動脈弁逆流では外科治療を考慮する．

合併症
- 大動脈解離
- 感染性心内膜炎

薬剤
- 利尿薬，血管拡張薬，ACE阻害薬/ARB，ジギタリスなど．

ココがポイント!
- 大動脈解離や感染性心内膜炎に合併することもある！
- 手術至適時期を見逃さないこと！

弁膜疾患―心臓弁膜症
僧帽弁狭窄症 (MS)

病態
- リウマチ性や僧帽弁輪石灰化などの原因により，僧帽弁および弁下部組織が変化し，僧帽弁口が狭小化する．圧較差を生じ心不全，心房細動，塞栓症などを引き起こす．
- 弁口面積により以下のように分類される．
  ①**軽度**：1.6〜2.0cm² ②**中等度**：1.1〜1.5cm²
  ③**高度**：1.0cm²以下 ※正常：4.0〜6.0cm²

検査と診断
1. **聴診所見**：Ⅰ音の増強，心尖部での拡張期ランブル（洞調律では僧帽弁開放音）を聴取する．
2. **経胸壁心エコー**：成因，重症度の評価および治療法の選択に必須の検査（図1）．
3. **経食道心エコー**：特に左房内の血栓の有無を調べるのに有用．
4. **心臓カテーテル検査**

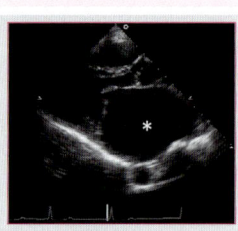

■図1 経胸壁心エコー
僧帽弁狭窄により著明な左房（＊）の拡大を認める．

治療
- 塩分制限，水分制限が必要．
- NYHA Ⅱ度（p.195参照）の自覚症状で中等度以上の患者には以下の治療を考慮する．
1. **経皮的僧帽弁交連裂開術(PTMC)**：バルーンカテーテル（イノウエバルーン）を用い，狭窄弁輪を拡大する．
2. **外科治療**：交連裂開術，弁置換術，Maze手術（心房細動合併例）

合併症
- **心房細動**：45％に合併（左房径，心房拡大の期間および年齢に相関して増加）．
- **血栓塞栓症**：20％に合併．
- **巨大左房**：血栓が形成されやすい．他臓器（特に肺）を圧排．

薬剤
- 心不全：利尿薬，血管拡張薬（ACE阻害薬，ARB）．
- 心房細動合併例での脈拍数コントロール：ジギタリス，β遮断薬，カルシウム拮抗薬（ジルチアゼム，ベラパミル）．
- 塞栓症予防：ワーファリン，アスピリン．

> **ココがポイント！**
> - 左室収縮能はよくても肺うっ血になりやすい
> - 心房細動，塞栓症のリスクが高い！

弁膜疾患―心臓弁膜症
僧帽弁閉鎖不全症 (MR)

病態
- 左室収縮期に左室から左房に血液が逆流し，左室容量負荷を引き起こす．高度逆流では肺うっ血から心不全に至るため，外科治療を要することが多い．
- 原因にはリウマチ性と非リウマチ性があり，前者は減少傾向である．非リウマチ性には僧帽弁逸脱，腱索断裂などがある．

症状
- 息切れ ● 呼吸困難 ● 動悸

検査と診断
1. **聴診所見**：高度逆流ではⅢ音と汎収縮期雑音を聴取する．
2. **経胸壁心エコー**：僧帽弁逆流の原因診断，逆流の定量的評価と心機能評価を行う（図1）．
   ※重症：左室収縮終期径45mm以上，逆流量55mL以上，逆流率55％以上，有効逆流弁口面積0.35cm²以上．
3. **経食道心エコー**：弁の性状をより詳細に観察する．
4. **胸部X線**：肺うっ血の有無を診断する．
5. **心臓カテーテル検査**：心内圧測定，左室造影による逆流の定性的評価，冠動脈疾患合併の有無．

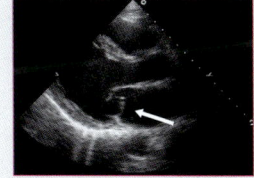

■図1　僧帽弁逸脱の経胸壁心エコー
このような弁尖のズレは僧帽弁逆流の原因として重要である．

治療
1. **薬物療法**
2. **外科治療**：①僧帽弁形成術が第一選択である．逸脱した弁や弁輪を修復する．術後心機能の保持，予後の改善が期待できる．②人工弁置換術．術後にワーファリンによる抗凝固療法が必要．

合併症
- 心房細動
- 心不全

薬剤
- 利尿薬，血管拡張薬，ACE阻害薬/ARB，ジギタリスなど．

> **ココがポイント！**
> - 治療の中心は僧帽弁形成術
> - 手術至適時期を見逃さないこと！

弁膜疾患—心臓弁膜症

看護のポイント

観察事項	観察のポイント
● 呼吸困難	● 労作時のみか,安静時にもあるか 　※ NYHA分類により評価 ● 起坐呼吸の有無 ● 喘鳴の有無 ● 肺ラ音は湿性か乾性か
● 動悸	● モニター心電図もしくは12誘導心電図で,不整脈の有無を確認 ● 血圧の測定,脈圧の確認
● 浮腫など	● 部位 ● 程度 ● 肝腫大の有無 ● 頸静脈の怒張

> **注意**
> - 心臓弁膜症の主な症状は，心不全症状である→呼吸困難，動悸，体重増加，尿量などを中心に観察する．
> - 強度の大動脈弁狭窄症の場合には，狭心痛が現れることがあり，失神発作を起こす場合もあるので注意！

考えられること	対応
● 安静時にも呼吸困難があり，湿性ラ音が聴取される場合は，左心不全を考える ● 起坐呼吸がある場合には，急性左心不全と考えられる	● ベッドを挙上し，ファーラー位をとる →医師に報告する ● バイタルサインを測定し，酸素飽和度なども測定する
● 持続性頻脈性不整脈（心室頻拍や心房細動,心房粗動など）の場合は，心機能低下や心不全の合併を考える ● 期外収縮（心房期外収縮や心室期外収縮）は，電解質異常や循環血液量の増減に伴ってみられることもある ● 正常洞調律の場合は，心拍出量の低下に伴う代償反応として心拍数が増加することがある	● 呼吸困難や血圧の低下を伴う頻脈性不整脈の場合は，すぐに医師に報告する ※薬物療法もしくは電気的除細動が行われる ● 電解質や中心静脈圧を測定し，適宜対処する [注意]中心静脈圧は仰臥位で測定するが，呼吸困難がある場合は症状の悪化に注意する．症状が強い場合は測定しない ● 心不全が悪化しないように，呼吸状態，尿量などを引き続き観察するとともに，安静を促す
● 頸静脈の怒張や肝腫大がある場合は，右心不全の合併を考える	● 呼吸困難,尿量や体重の増減,心拍数などに注意し，呼吸困難がある場合は，すぐに医師に報告する ● 利尿薬が投与された場合は，その反応を観察する [注意]利尿後の電解質異常（特に低カリウム血症）による，不整脈の出現に注意する

弁膜疾患

●弁膜疾患—心臓弁膜症（つづき）

観察事項	観察のポイント
● 狭心痛	● 疼痛の程度や部位 ● 12誘導心電図でSTの確認 ● バイタルサイン ● 意識レベル

考えられること	対応
●大動脈弁疾患では，冠血流量の低下や，心筋酸素需要量の増大により，狭心症状が出現しうる ●大動脈弁狭窄が強度の場合は，心拍出量が低下し，血圧や脳血流の低下による失神発作を起こす可能性もある	●安静を促し，すぐに医師に報告する ●血圧が低下していても通常は強心薬は使用しない．冠拡張薬を使用した場合，血圧や心拍数，意識レベル，狭心症状などを継続して観察する

弁膜疾患

■動脈・静脈疾患
大動脈瘤

病態
- 大動脈壁が全周性もしくは一部が生理的限界を超えて拡張した状態.
- 動脈硬化, 感染, 炎症, 外傷などにより引き起こされる.
- 病変部位により以下の3つに分類（図1）.
  ① 胸部大動脈瘤（TAA）
  ② 胸腹部大動脈瘤（TAAA）
  ③ 腹部大動脈瘤（AAA）
- ほとんど自覚症状はないが, 疼痛を訴える際は, 切迫破裂の可能性あり.

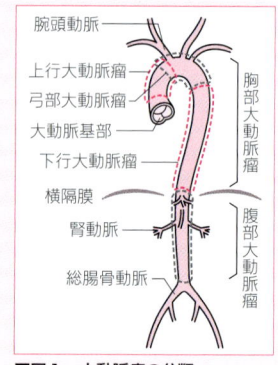

■図1　大動脈瘤の分類

（腕頭動脈／上行大動脈瘤／弓部大動脈瘤／大動脈基部／下行大動脈瘤／横隔膜／腎動脈／総腸骨動脈／胸部大動脈瘤／腹部大動脈瘤）

● 大動脈瘤

● 看護のポイント

観察事項	観察のポイント
● 胸背部圧迫感 ● 嗄声	● 動脈瘤の部位を確認し, その部位に関連した症状を観察 ● 胸部大動脈瘤の場合は, 上半身に症状が現れる
● 嚥下困難 ● 嘔気・嘔吐	
● 腹痛・腰痛	● 腹部大動脈瘤の場合, 腹部に腫瘤のようなものを自覚し, 強い拍動を感じることがある

検査と診断
1. **胸部X線**：TAAのスクリーニング
2. **超音波検査**：TAAAのスクリーニング
3. **CT**：最も有用．分枝との位置関係（TAAは弓部血管，AAAは腎動脈との位置が重要）や壁在血栓の有無を判断．

治療
- 根治治療は手術（人工血管置換術）もしくはステントグラフト内挿術．

合併症
- 瘤の増大に伴う症状（TAAは神経圧迫に伴う嗄声，AAAは血尿など）．
- 切迫破裂や破裂後は出血性ショックや播種性血管内凝固症候群（DIC）

薬剤
- 瘤の増大を抑える目的で，高血圧や高脂血症，糖尿病などへの薬剤を用いる．

> **ココがポイント！** 通常，破裂するまで自覚症状がなく，スクリーニングで発見されることが多い！

注意
- 大動脈瘤の症状は瘤のある部位によって異なるが，ほとんど無症状．
- 破裂を予防するために血圧コントロールを行うが，瘤が拡大し，症状が出現するようになると手術が必要．

考えられること	対応
● 胸部大動脈瘤では，神経を圧迫するため，胸痛や嗄声などが生じることがある	● 症状が新たに出現したり，悪化もしくは増強しているようであれば，瘤が拡大している可能性がある ● 血圧を測定し，医師に報告する
● 胸部大動脈瘤では，部位によっては，食道を圧排し，嚥下困難，嘔気・嘔吐などが生じる	
● 腹部大動脈瘤で，腹痛や腰痛などが起こる場合は切迫破裂の可能性がある ● 炎症性腹部大動脈瘤や感染性大動脈瘤の場合は腹痛を伴う	● 感染性や炎症性ではない場合は，切迫破裂の可能性がある ● 血圧を測定し，安静を促し，医師に報告する

動脈・静脈疾患

動脈・静脈疾患
急性大動脈解離

病態
- 大動脈の内膜に亀裂が入り，中膜内に血液が流入し，大動脈壁に解離を生じる．
- 急激に発症し，放置すれば約70％が死亡する．
- 高血圧・動脈硬化によるものがほとんどだが，先天性，外傷性，妊娠，自己免疫性などによるものもある．
- 解離の開始する場所（エントリー）で分類され，DeBakey（ドベーキー）分類とStanford（スタンフォード）分類がある（**表1**）．

■表1　DeBakey分類とStanford分類

解離部位範囲				
DeBakey分類	Ⅰ型	Ⅱ型	Ⅲa型	Ⅲb型
	エントリーは上行大動脈に限局し，解離は上行〜腹部大動脈に及ぶ	エントリー，解離ともに上行大動脈のみに存在する	エントリーは下行大動脈に存在し，解離は胸部下行大動脈に限局する	エントリーは下行大動脈に存在し，解離は腹部大動脈に及ぶ
Stanford分類	A型		B型	
	解離が上行大動脈に存在する		解離が上行大動脈に存在しない	

検査と診断

1. **胸部X線**：縦隔の拡大が手がかりとなる．
2. **経胸壁心エコー**：心嚢液貯留や大動脈逆流は重要な所見．上行大動脈や弓部大動脈の解離を検出できる場合もある．
3. **造影CT**：解離の部位，範囲，程度，径の拡大，偽腔開存の有無，心嚢液，胸水などが詳細に検出できる．その結果によって治療方針が決定されることが多い．
4. **経食道心エコー**：解離の部位診断や詳細な血管の観察が可能．手術時の麻酔導入後に施行．

治療

1. **Stanford A型**：ほとんどが緊急手術を要する．手術はエントリー切除と解離部の修復を目的とした人工血管置換術を行う．
2. **Stanford B型**：通常は内科治療を行う．ICUに収容し，全身管理を行う．薬物による降圧治療が中心．脳や腎臓に悪影響が生じない程度（収縮期血圧100〜120mmHg）を目標とする．同時に疼痛コントロールも行い，苦痛の軽減に努めることが重要．

合併症

- 大動脈解離は全身疾患であるため，さまざまな臓器に合併症を生じる．
- 合併症は重篤で，外科的修復が必要となることが多い．
- 心タンポナーデ，心筋梗塞，血胸，胸水，失神，脳梗塞，腎不全，腸管虚血，イレウス，四肢麻痺など．

薬剤

- 急性期は，降圧療法として，ニトログリセリンや塩酸ニカルジピン（ペルジピン®）などを点滴静注．
- 慢性期は，心拍出量を低下させるβ遮断薬などの内服を行う．

> **ココがポイント！** Stanford A型は緊急手術が必要！

動脈・静脈疾患

● 急性大動脈解離

● 看護のポイント（保存的治療の場合）

観察事項	観察のポイント
● 背部痛	● 胆石，胆嚢炎，腎盂腎炎などの疼痛の場合は，限局した痛みとなるが，大動脈解離では，広範囲となる場合が多い ● 背部痛ではなく，胸痛の場合もある
● 血圧	● 血圧は左右いずれで測定するかを決めておく ● 四肢の血圧も測定し，その差を確認する
● 四肢の動脈触知状態	● 血圧とともに，動脈触知の状態を確認する
● 消化器症状 ● 排尿の状態 ● 下肢痛	● 食欲不振，胃部不快感などの有無 ● 血尿などの有無 ● 足背動脈の触知を確認するとともに，下肢痛などを確認する

> **注意**
> - 主な症状は背部痛．その他の症状は解離している部位によって異なる．
> - 早期血栓閉鎖型の場合は保存的治療となることが多い．

考えられること	対応
● 解離の進行に伴う症状と考えられる	● 症状の訴えがあれば，すぐに血圧，四肢の血圧差，動脈触知の状態を確認し，医師に報告する ● 安静を促し，呼吸状態や意識レベルに注意する ※ 解離の進行によっては，緊急手術となる場合がある
● 血圧が低下している場合や脈圧が小さい場合は，心タンポナーデなども考慮する ● 四肢の血圧の差が大きい場合，低下している側に血流が少なくなっていることが考えられる	
● 動脈が触知できない場合，解離の偽腔が真腔を圧排している可能性がある	
● 腹腔動脈などに解離が進行していると消化器症状が出現する場合がある ● 腎動脈に解離があると，血尿などがみられる ● 大腿動脈に解離が進行している場合，下肢の動脈触知が不良となり，下肢痛などが出現する	● 血圧を測定し，下肢の動脈触知を確認し，医師に報告する

動脈・静脈疾患

■動脈・静脈疾患
肺血栓塞栓症

病態
- 静脈系の血流の停滞や血管壁の障害，血液凝固系の異常により形成された血栓が遊離して急激に肺動脈が閉塞することにより生じる．
- 塞栓源の90％以上が下肢深部静脈あるいは骨盤静脈．
- 血栓の新旧により急性と慢性に分類される．
- 日本では年間約3人/10万人，欧米では年間約50人/10万人に発症する．
- 急性肺血栓塞栓症は，床上安静解除後の最初の歩行時，排便・排尿時，体位変換時に出現することが多い．

症状
- 呼吸困難，頻呼吸，失神，胸痛，咳嗽，頻脈，血痰など．

検査と診断
1. **胸部X線**：肺門部肺動脈拡張と末梢肺血管陰影の消失，心拡大など．
2. **心電図**：右心負荷所見（$S_1 Q_{III} T_{III}$，右側胸部誘導陰性T波，RBBB，肺性Pなど）
3. **D-ダイマー**：上昇
4. **動脈血ガス**：PaO_2，$PaCO_2$の低下，$A-aDO_2$の開大．
5. **経胸壁心エコー**：右心負荷所見→重症度（massive/non-massive）の判断根拠となる．
6. **造影CT**：肺血栓だけでなく，下肢・骨盤内の血栓の検索も可能．
7. **肺血流シンチグラム**：図1
8. **肺動脈造影**：陰影欠損像，血流途絶像などがみられるが，亜区域レベル以下の診断や血栓の性状（新鮮度・硬さ）の把握は困難．

> **ココがポイント！**
> - 抗凝固療法で長期管理を行う！
> - 循環動態の破綻をきたした例では予後不良！

検査と診断

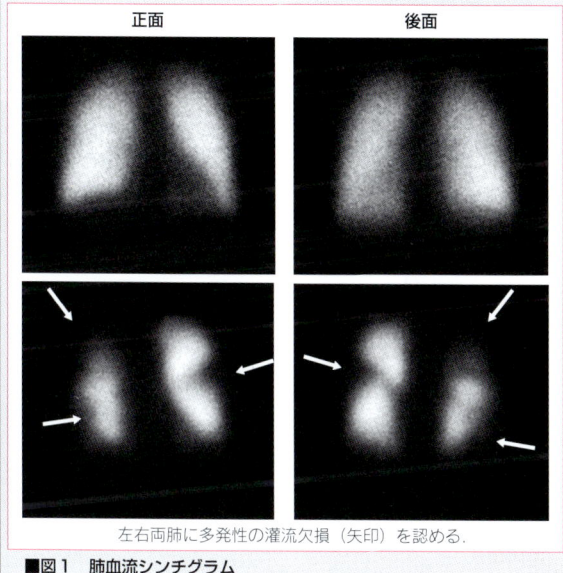

正面	後面

左右両肺に多発性の灌流欠損（矢印）を認める．

■図1　肺血流シンチグラム
上図は正常例，下図は肺血栓塞栓症例．

治療
1. **経カテーテル治療**：血栓溶解，破砕，除去術．
2. **外科的直視下肺動脈血栓除去術**
3. **下大静脈フィルター**：深部静脈血栓が遊離して肺血栓塞栓症を生じるのを予防する目的で留置．高リスク群では，急性期に一時留置型のものを使用することがある．

薬剤
- **抗凝固療法**：未分画ヘパリン（APTTコントロール値の1.5～2.5倍）→ワーファリン（PT-INR1.5～2.5）
- **血栓溶解療法**：ウロキナーゼ，t-PAなど

動脈・静脈疾患

肺血栓塞栓症

●看護のポイント

観察事項	観察のポイント
● 胸痛	● 心筋梗塞のような胸痛が出現する場合がある．呼吸困難を伴うかどうか確認するとともに心電図も確認する
● 呼吸状態	● 呼吸困難がある場合 　● 肺のラ音の有無，酸素飽和度などを確認する
● 出血傾向	● 点滴による抗凝固療法を実施している場合 　● 歯肉出血や採血後の止血の状態などを観察する 　● APTT，PT-INRなどを確認する

注意	・心筋梗塞に類似した胸痛や胸膜痛，呼吸困難や咳がみられ，大きな塞栓の場合はショックに陥ることもある． ・胸痛や呼吸状態を観察するとともに，バイタルサインや心電図にも注意する．

考えられること	対応
・心電図でST変化がなく，右房負荷で頻脈の場合，症状が悪化している可能性がある	・安静を促し，坐位にする ・医師に報告し，酸素投与の準備を行う ・血圧を測定し，ショック状態に備える
・酸素飽和度の低下がある場合，病態（塞栓症）が悪化している可能性がある	
・出血傾向が著しい場合は，抗凝固療法が効きすぎている可能性がある	・医師に報告する ・採血後の止血などは十分に行う

動脈・静脈疾患

動脈・静脈疾患

大動脈炎症候群

病態
- 大動脈や主要分枝などに好発する非特異的炎症とその瘢痕化により，二次的に狭窄・閉塞・拡張を生じる．
- 急性炎症の場合は，動脈の中膜を破壊して瘤を形成する．
- 50歳以下で発症し，大動脈とその分枝動脈に起こる原因不明の慢性炎症で，自己免疫反応の結果と考えられている．
- 6型に分類され（**表1**），日本ではⅠ，Ⅱa型が多い．

■表1　大動脈炎症候群の分類

分類	Ⅰ型	Ⅱa型	Ⅱb型	Ⅲ型	Ⅳ型	Ⅴ型
病変部位	主に頸部動脈分枝	Ⅰ型＋上行大動脈	Ⅰ型＋上行および下行大動脈	胸部下行大動脈および腹部大動脈	腹部に限局	全大動脈＋主要分枝

症状
- 発熱，易疲労感，血管雑音，高血圧など．
- 大動脈から起始する血管の部位により，上を向いたときのめまい（総頸動脈），上肢血圧の左右差（鎖骨下動脈），臍部の血管雑音，血漿レニン上昇（腎動脈）などが出現する．

検査
1. **血液検査**：赤沈，CRP，白血球などの上昇（炎症所見）．
2. **画像診断**：大動脈造影などで血管の狭窄・閉塞の確認．

治療
1. 生活の制限　　2. 血管形成術
3. 心不全・腎不全の治療

合併症
- 大動脈弁逆流，高血圧，網膜症．

薬剤
- ステロイド，免疫抑制剤，降圧薬．

> **ココがポイント！**
> - 若～中年女性に多い！
> - 血管の狭窄部位により，出現する症状は異なる！

■動脈・静脈疾患
血栓性静脈炎

病態
- 下肢などの静脈で内膜に炎症が起こり,その炎症に伴って血栓が形成されたもの.
- 血栓性静脈炎を契機として下肢静脈血栓,さらには肺血栓塞栓症が発見されることが少なくない.
- 原因は以下のとおり.
  ① 静脈内膜の傷害:カテーテル留置,外科手術,血管炎など.
  ② 血流のうっ滞:長期臥床,下肢静脈瘤など.
  ③ 血液凝固の亢進:先天性凝固異常や悪性腫瘍など.

症状
- 表在性血栓性静脈炎では,大伏在静脈の走行に合わせて,発赤,色素沈着を認める(図1).

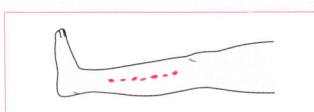

■図1 表在性血栓性静脈炎の症状
赤い色素沈着を認める.

検査と診断
1. **血液検査**:TAT,D-ダイマー,アンチトロンビン,プロテインC・S,抗カルジオリピン抗体.
2. **下肢静脈エコー**:血栓の描出と末梢静脈の拡張所見.
3. **CT・MRI**:造影剤の使用により閉塞部位の診断が可能.

治療
- 合併症としての肺血栓塞栓症を予防することが重要.
1. **急性期**:抗凝固療法(ヘパリン,ワーファリン),Fogarty(フォガティ)カテーテルを用いた血栓除去.肺血栓塞栓症予防のために一時的下大静脈フィルターの挿入.
2. **慢性期**:抗凝固療法の継続.弾性ストッキングによる血流うっ滞の軽減.

合併症
- 肺血栓塞栓症
- 静脈血栓後遺症(慢性的な静脈のうっ滞に伴う倦怠感,色素沈着などの諸症状)

薬剤
- 抗凝固療法として,ヘパリン点滴,ワーファリン内服.

> **ココがポイント!** 合併症としての肺塞栓予防が重要!

●大動脈炎症候群

●看護のポイント

観察事項	観察のポイント
● 頭部虚血症状	● めまい,頭痛,失神発作など
● 上肢虚血症状	● 脈拍欠損,しびれ感,冷感,上肢痛など ● 上肢の症状の左右差,血圧の左右差など
● 胸部症状	● 胸部圧迫感,胸痛などの狭心症の症状,動悸や不整脈など
● 呼吸器症状	● 呼吸困難,血痰など
● 血圧および脈拍	● 橈骨動脈の脈拍減弱・消失,著明な血圧の左右差など ● 上下肢の血圧差
● 炎症症状	● CRP,白血球数,発熱など
● 疼痛	● 頭痛,全身倦怠感,下肢痛,上肢痛など

注意	●症状は，病変の部位と程度，または動脈炎の活動期か非活動期かにより著しく相違する．

考えられること	対応
● 総頸動脈への血流障害があると，頭部の虚血症状が出現する	● 症状が著明な場合は，医師に報告する ● ステロイドを含む内科治療がすでに行われている場合は，症状を緩和する対症療法が行われる ● 症状出現時は血圧が上昇していることが多く，降圧治療も行われる ● 重大な合併症により新たな症状が出現している場合は，より強力な内科治療，または外科治療が行われる
● 上腕動脈などへの血流障害があると上肢の虚血症状が出現する ● 左右のどちらかに血流障害がある場合は，症状や上肢の血圧に左右差がみられる	
● 冠動脈への血流障害があると，狭心症や不整脈などが出現する	
● 肺動脈への血流障害があると，肺梗塞様の症状が出現する	
● 上腕動脈の閉塞もしくは狭窄があると橈骨動脈に異常所見が出現する ● 大動脈に異常がある場合にも，下肢の動脈に異常所見が出現する	
● 炎症所見がある場合は，活動期の可能性がある	
● 狭窄や閉塞がある血管に関連した部位に，虚血症状に伴う疼痛が出現する	

動脈・静脈疾患

●血栓性静脈炎

●看護のポイント

観察事項	観察のポイント
●圧痛 ●腫脹 ●熱感	●血栓が存在する静脈の部位に圧痛が生じ，腫脹や熱感を伴う．また発赤することもある ●急激な発症の場合には，激痛や発熱を伴う
●炎症所見	●CRP値，白血球数などの炎症所見の確認 ●発熱の有無，熱型を観察する

> **注意**
> - 主な症状は，血栓が生じている部位の腫脹，圧痛，熱感，発赤などで，重度の場合には赤く腫れ上がることもある．
> - 炎症が軽快しても下肢の静脈瘤や浮腫が残る場合は，弾性ストッキングなどを使用する．

考えられること	対応
● 圧痛や腫脹が下肢に生じている場合は，血栓が下腿静脈や大腿静脈に存在していると考えられる ● 血栓が右心房を経由して，右心室，肺へと移動すると肺塞栓症などを起こし，危険な状態となる可能性がある	● 医師に報告するとともに，腫脹を軽減させるために，患部を挙上する 注意 急性期は，腫脹している部位をきつくしめないようにする ● 圧痛に対して鎮痛薬が投与される場合もある．冷罨法を用いてもよい ● 肺塞栓症などの合併症を早期発見するために，観察を継続して行う ※深部静脈血栓症の場合，下大静脈フィルターを挿入することもある
● 局所の熱感とともに，体温の上昇がみられる ● CRPや白血球数の上昇などがあれば，感染の急性期であり，抗菌薬などの対処が必要となる	● 発熱により体力の消耗や脱水の可能性があるので，制限がなければ水分を多めに摂るように勧め，場合によっては補液を行う

動脈・静脈疾患

■動脈・静脈疾患

閉塞性動脈硬化症 (ASO)

病態
- 動脈硬化により四肢の主幹動脈や下肢の中等度の動脈が狭窄または閉塞し，末梢組織への血液灌流が低下した状態．

症状
- 冷感，しびれ感，間欠跛行*，安静時疼痛，潰瘍など

検査と診断
1. **身体所見**：皮膚の温度・色，潰瘍の有無，動脈拍動の左右差，鼠径部の血管雑音．
2. **ABPI**（ankle brachial pressure index）：下肢の血圧/上肢の血圧 → 1.0以上が正常．
3. **超音波検査**
4. **造影CT，MRA**
5. **動脈造影**（カテーテル検査）

治療
- 治療法はFontaine分類（表1）に基づいて選択．

■表1　Fontaine分類

Ⅰ度	無症状，冷感，しびれ感
Ⅱ度	間欠跛行，安静時無症状
Ⅲ度	安静時疼痛
Ⅳ度	潰瘍，壊死

① Fontaine分類Ⅰ度およびⅡ度（軽症）で200m以上歩行可能
- 運動療法，薬物治療

② Fontaine分類Ⅱ度（重症）およびⅢ度以上
- カテーテル治療（図1：膝上の血管で病変部位が長くない場合）

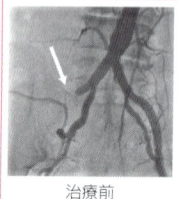

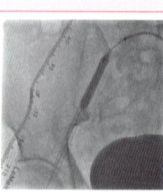

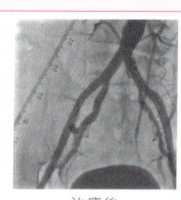

治療前　治療中　治療後

■図1　カテーテル治療（右外腸骨動脈閉塞（矢印）：バルーンによる血管形成術）

- バイパス手術（大動脈―大腿動脈，大腿―大腿動脈交差，膝窩―大腿動脈）

＊間欠跛行：一定の距離を歩行した後に痛みが生じて歩行困難になるが，しばらく安静にするとまた歩けるようになる状態．

薬剤
- 血管拡張作用による末梢血管の収縮抑制,抗血小板作用による微小循環の改善,側副血行路の発達などが期待される(**表2**).

■表2 主な薬剤

内服		
シロスタゾール(プレタール)	cAMPホスホジエステラーゼ阻害薬	主に抗血小板作用
リマプロスト アルファデクス(オパルモン)	PGE_1誘導体	血管拡張作用 抗血小板作用
塩酸サルポグレラート(アンプラーグ)	セロトニン受容体拮抗薬	抗血小板作用 血管拡張作用
ベラプロストナトリウム(ドルナー,プロサイリン)	PGI_2作動薬	抗血小板作用 血管拡張作用
イコサペント酸エチル(エパデール)	アラキドン酸代謝阻害薬	抗血小板作用 抗動脈硬化作用
注射薬		
アルプロスタジル(プロスタンディン,リプル,パルクス)	PGE_1誘導体	血管拡張作用 抗血小板作用

( )内は商品名

MEMO

生活指導のポイント

- 禁煙(まずはこれ!)
- フットケア:毎日足を観察し洗浄する.乾燥しているときは保湿クリームで保護する(趾間以外).
- 爪の切り方:スクエアカットにする.
- 裸足で歩かない.
- こたつや電気カーペットによる低温やけどに注意する.
- 傷ができたら消毒して病院で処置してもらう.

ココがポイント!
- 狭心症,糖尿病などの患者さんに合併していないか必ずチェック!
- まずは下肢の脈が触れるか確認しよう!

●閉塞性動脈硬化症

●看護のポイント

観察事項	観察のポイント
● 動脈触知 ● 血圧	● 四肢の動脈触知を確認し，その差をみる ● 上下肢の血圧差
● 自覚症状	● しびれ，疼痛，冷感など ● 上下肢・左右差など
● 歩行の状態	● 間欠跛行の有無
● 皮膚の状態	● 冷感，皮膚の潰瘍の有無 ● 趾壊死の有無など

> **注意** ● Fontaine分類Ⅱ度では歩行時に足のしびれや痛みなどを伴い，Ⅲ度になると安静時にも疼痛が生じる．

考えられること	対応
● まったく触知できない場合でも，著明な自覚症状がない場合は，側副血行路ができていると考えられる ● ABPIは，1.0以上が正常で，0.8未満から症状が現れ，0.6以下では跛行が出現	● 軽度の段階では，毎日歩行運動をするように促す 　● 側副血行路の形成を促進 ● 痛みが出現するまでの時間を測定し，それより短い時間の歩行と休憩を繰り返す 　● 安静にして消失する場合には，そのまま経過観察
● 急激な運動の後に症状が出る場合は，Ⅰ度（Fontaine分類）の段階と考えられ，歩行や皮膚の異常はない ● 安静時にも疼痛がある場合（Ⅲ度）は，この状態が持続すると潰瘍や壊死を起こす可能性が高くなる	● 急激な運動を避けるように説明し，患部の保温や水分補給に努める **注意** Ⅱ度，Ⅲ度の状態では，カテーテルによる治療や外科治療が行われることもある
● 間欠跛行がある場合は，Ⅱ度の状態と考えられる	● 新たに間欠跛行が生じた場合は医師に報告 　● カテーテル治療や外科治療は，患者の日常生活なども考慮して検討する
● 壊死がある場合（Ⅳ度）は切断の可能性もある	● 冷感が持続し動脈触知が困難な状態では，皮膚組織が徐々に脆弱となり，少しの傷でも潰瘍を形成しやすい 　● 清潔を維持し，傷をつけないように患部を保護する．潰瘍ができた場合には感染予防に努める ● 壊死状態では保温を避ける

動脈・静脈疾患

■心膜疾患
心膜炎

病態
- 何らかの原因による心膜の炎症．特発性（原因不明），ウイルス性（特にコクサッキーB），結核性が多い．
- 全身性エリテマトーデス（SLE），心筋梗塞後（Dressler症候群），外傷，粘液水腫，癌転移などでも起こる．
- 急性と慢性があり，原因や経過は異なる．

症状
- 胸痛（吸気・咳嗽・仰臥位時に増強） ● 発熱

検査と診断
1. **聴診**：心膜摩擦音
2. **血液生化学**：赤沈の亢進，白血球増多，CRP上昇などの炎症所見がみられることがある．一般に心筋炎の合併がなければ心筋逸脱酵素の上昇はみられない．
3. **心電図**：ST上昇（全誘導，鏡像変化は認めない）
4. **胸部X線**：心嚢液貯留により心拡大．
5. **心エコー**：心外膜・心膜間にecho free spaceを認める（図1）．
6. **胸部CT**：心嚢液貯留を認める．慢性（収縮性）心膜炎では，心膜の石灰化を認めることがある．

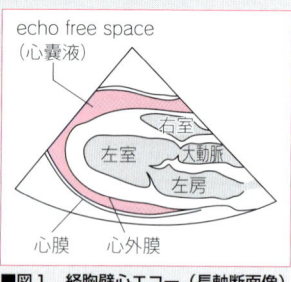

■図1 経胸壁心エコー（長軸断面像）

治療
1. **特発性・ウイルス性**：安静にして経過観察．
2. **胸痛**：鎮痛薬投与（NSAIDsなど）
3. **原疾患の治療**（原疾患がある場合）
4. **Dressler症候群（急性心筋梗塞後）**：ステロイドが有効．
5. **慢性心膜炎**：心膜切除術

合併症
- 心タンポナーデ

> **これはダメ！** 感染性心膜炎ではステロイドは禁忌！

■心膜疾患
心タンポナーデ

病態
- 急速な心嚢液貯留により心膜腔内圧の上昇が起こり，心室の拡張障害をきたしている．
- 心臓が圧迫され静脈還流量が減少するため，心拍出量が減少し，血圧の低下が起こる．
- 原因は悪性腫瘍の心膜転移が最も多い．
- 急性心膜炎，出血（心破裂・外傷・大動脈解離）などでも発症．

※心嚢液貯留のみで臨床的な症状を示さない場合は，心タンポナーデとはいわない．

検査と診断
1. **脈拍**：奇脈（吸気時に収縮期血圧が10mmHg以上低下し，脈拍が弱くなる）
2. **心音**：減弱
3. **頸静脈**：吸気時に怒張（Kussmaul徴候）．
4. **中心静脈圧（CVP）**：上昇
5. **胸部X線**：心拡大
6. **心電図**：低電位，電気的交互脈，PEA（無脈性電気活動）．
7. **心エコー**：心臓周囲にecho free space，拡張期に右房・右室の圧排．

治療
- 心膜腔穿刺により排液を行う（図1）．

禁忌
- 血管拡張薬（心拍出量がさらに減少する）　● 利尿薬

注意
- 心膜腔穿刺後，心圧迫が解除されて，急激に血圧が上昇することがある．

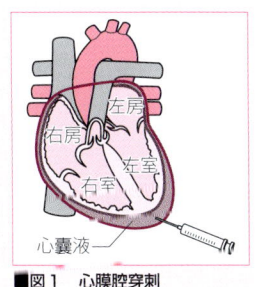

■図1　心膜腔穿刺

合併症
- 血圧低下
- ショック

薬剤
- 心膜腔穿刺が第一選択．対症的には強心薬，ステロイド．

> これはダメ！　**血管拡張薬・利尿薬は禁忌！**

● 心膜炎

●看護のポイント

観察事項	観察のポイント
【急性心膜炎】 ● 胸痛 ● 呼吸困難 ● 心電図変化	●(左)前胸部に,持続性で,鋭い痛み(狭心痛とは異なる) ●体動や呼吸時に痛み増強(仰臥位で増強し,坐位や前屈位で軽減) ●ほぼすべての誘導でST上昇 ●変化の現れる範囲が広く,Q波なし ●鏡像によるST低下はない
● 発熱 ● 発汗 ● 全身倦怠感	●感染性の場合は,発熱・咳を生じる
● 心症状	●心音減弱や心膜摩擦音 ●心嚢液の増加から拡張障害をきたし,右心不全と酷似した状態がみられることがある
【収縮性(慢性)心膜炎】 ● 心臓の拡張障害による症状	●浮腫,腹水,肝腫大,静脈怒張 ●全身倦怠感,易疲労性
● 心症状	●心膜ノック音 ●心拍出量の低下

注意	・安静を保持しながら,検査や治療に伴うさまざまな苦痛の軽減に努める. ・急性心膜炎における胸痛は,狭心症などとは異なり持続性がある.また胸痛に伴い呼吸困難も生じるなど身体的苦痛が強い.

考えられること	対応
・感染や外傷から心臓を守っている心膜に炎症が起きている ・心嚢液貯留により呼吸困難が増強する ・吸気時の胸痛により,浅い頻呼吸となり,呼吸困難を感じる ・心筋梗塞の心電図変化に類似しているため,注意が必要	・バイタルサインの測定 ・循環動態のモニタリング ・安静・安楽な体位にする 　●呼吸,体動,咳により前胸部痛,呼吸困難が増すため,坐位や前傾姿勢をとる ・中心静脈圧の測定 ・薬物療法の開始
・ウイルス性では感冒様症状を伴う	・全身の保清 　●全身の保温にも努める
・心嚢液が増えたことで,心臓の拡張が制限され,心臓への血液流入が減少し,浮腫をきたす	・心タンポナーデをきたすことがあるのでバイタルサインの変化に注意する(p.175参照). 　●心膜腔穿刺の準備をする
・心外膜の癒着・肥厚により心臓の拡張障害が起こり,慢性的に静脈うっ血をきたしている(右心不全)	・バイタルサインの測定 ・全身状態の観察 ・安静・安楽な体位にする ・水分管理
・心臓の拡張制限により心拍出量が低下する(拡張不全)	・保温・保清 ・食事管理(塩分制限)

心膜疾患

● 心タンポナーデ

● 看護のポイント

観察事項	観察のポイント
● 自覚症状	● 胸部圧迫感 ● 呼吸困難（特に吸気時） ● 不安感
【バイタルサイン】 ● Beck三徴 　●動脈圧低下 　●静脈圧上昇 　●心音微弱	● 三徴すべて揃うことは少ない ● 貯留液自体の影響で心音が聞こえにくくなる
● 心拍出量の低下	● 血圧低下 ● 頻脈 ● 呼吸困難 ● 意識レベル低下
● 右心不全徴候	● 頸静脈怒張 ● Kussmaul徴候 ● 肝腫大 ● 四肢冷感 ● 尿量減少
● 奇脈	● 吸気時に収縮期血圧が呼気時より10mmHg以上低下する

注意	生命の危険を伴う状態のため，現状の把握とアセスメントを行い，正確かつ早急な処置が求められる．

考えられること	対応
● 吸気時に呼吸困難がある場合，心タンポナーデの特徴と考えられる	● 急速に心不全に陥り，急変する可能性が高いため，バイタルサインのチェックに努め，徴候を見逃さないよう十分な観察を行う ● バイタルサイン ● モニター管理：循環動態，心電図，中心静脈圧 ● 呼吸状態：チアノーゼ，呼吸困難，意識レベル 禁忌 陽圧換気を行うと，胸腔内圧の上昇により静脈還流量が低下し，心拍出量の低下をまねくので禁忌 ● 全身状態
● 心膜腔に貯留した体液や血液は心臓を圧迫するため，心室の拡張不全が起こる．そのため，心臓が送り出す血液量が減少し，循環不全をきたすことでさまざまな症状が出現する	
● 右心系のほうが拡張期圧が低いため，増大した心内膜腔圧に伸展が阻害されて血圧低下をまねく ● 減少した心拍出量の代償として頻脈になる	● 外科治療後は，ドレーン部からの排液がスムーズに行えるようにする ● ドレーン管理（ミルキング）：閉塞，抜去，接続部の緩みの有無，挿入部の清潔に注意する ● 排液の性状や量の観察 ● 呼吸状態の観察
● 吸気時に静脈還流が増加するが，心室の拡張不全があるため，頸静脈の怒張が増大する	
● 通常でも吸気時には肺が膨張して肺血管が拡大するため血圧が低下するが，本症では吸気時の静脈還流が十分に確保されないため，さらに吸気時の血圧が低下する	● 外科的に排液できるまでは，十分な左室充満を得るために薬物管理が重要 ● ショック状態には，カテコラミンなどのアシストが必要 ● 精神的援助を行う

心膜疾患

心原性ショック

病態
- 急激に出現した末梢循環不全（血圧低下など）のことであり，重要臓器の血流低下をきたす病態．
- 急性心筋梗塞（AMI）や急性大動脈解離，致死的不整脈などにより引き起こされることが多い．
- 心原性ショックの定義を**表1**に示す．

■表1　心原性ショックの定義
　　　　（National Heart and Lung Instituteの基準）

> 1．収縮期血圧90mmHg未満または高血圧のある場合には通常の血圧より30mmHg以上の低下
> 2．循環不全徴候（以下のすべてを満たす）
> 　□時間尿量20mL未満
> 　□意識障害
> 　□末梢血管収縮（四肢冷感，チアノーゼ）
> ※疼痛，迷走神経反射，不整脈，薬物，循環血液量低下などによる血圧低下は除外．

検査と診断

1. **ショック5徴**：蒼白・虚脱・脈の微弱・冷汗・呼吸困難
2. **聴診**：湿性ラ音（肺うっ血を伴った場合）
3. **心電図**：ST上昇もしくは広範囲のST低下（AMIの場合）．
4. **胸部X線**：肺うっ血（AMI），縦隔拡大（急性大動脈解離）．
5. **造影CT**：大動脈基部での急性大動脈解離では，心嚢液貯留，大動脈基部の解離所見（真腔/偽腔）．
6. **心エコー**
   - 心臓の壁運動低下，心破裂，心室中隔穿孔，乳頭筋断裂による僧帽弁逆流など（AMI）．
   - intimal flap，大動脈弁逆流など（急性大動脈解離）．
7. **右心カテーテル検査**：Forrester分類（p.195参照）Ⅳ型のことが多い（AMI）．

治療

1. **意識障害の把握**：意識障害があり気道確保が困難であれば，気管内挿管による呼吸管理が必要．意識障害がないか，軽度で気道確保が可能であれば，初期治療として酸素投与を行う．
2. **静脈確保**：薬物投与のため静脈確保を直ちに行う．末梢静脈の確保が困難であれば，迷わず頸静脈・大腿静脈などからの中心静脈を確保する．
3. **血圧の安定化**：重要臓器の灌流圧を保つため，ノルアドレナリンの静脈内投与を行い，昇圧に努める．頻回に血圧を測定する必要があるので，動脈ラインの確保が必要．
4. **原疾患の治療**
   - AMI：脱水があれば補液，強心薬投与．循環動態が保てない場合には，IABPやPCPSを使用．さらに，PCIやCABGを考慮．
   - 急性大動脈解離：Stanford A型（p.156参照）なら原則緊急手術．

合併症
- 高率で死亡．
- 多臓器不全

薬剤
- 昇圧薬（ノルアドレナリンなど）
- 強心薬（ボスミン®，ドパミン，ドブタミン，ミルリーラ®など）
- 抗不整脈薬（リドカイン，シンビット®，硫酸アトロピンなど）
- アシドーシス改善薬（メイロン®）など．

ココがポイント！
- **心タンポナーデを伴う心原性ショックには心膜腔穿刺が有効！**
- **原因検索と治療を同時に行う！**
- **ショック時にはまず人を集めよう！**

● 心原性ショック

●看護のポイント

観察事項	観察のポイント
● 血圧	● 収縮期血圧が90mmHg未満，または通常の値より30mmHg以上の低下
● 呼吸状態	● 浅く，速い頻呼吸 ● 湿性ラ音
● 尿量	● 尿量20mL/時以下 ● 中心静脈圧上昇
● 皮膚	● 体温低下，皮膚蒼白，冷汗 ● 四肢末梢の冷感と湿潤
● 意識障害（表1・2）	● JCS 2桁以上またはGCS 10点以下 ● 不穏状態，興奮，無欲，無関心，昏迷，昏睡

■表1　Japan Coma Scale（JCS）

Ⅰ 刺激しないでも覚醒している状態（1桁）
0. 清明 1. 大体意識清明だが，今ひとつはっきりしない 2. 見当識障害がある 3. 自分の名前，生年月日が言えない

Ⅱ 刺激すると覚醒する状態（2桁）
10. 普通の呼びかけで容易に開眼する 20. 大きな声または体を揺さぶることにより開眼する 30. 痛み刺激を加えつつ呼びかけを繰り返すとかろうじて開眼する

Ⅲ 刺激をしても覚醒しない状態（3桁）
100. 痛み刺激に対して，はらいのけるような動作をする 200. 痛み刺激で少し手足を動かしたり，顔をしかめる 300. 痛み刺激に反応しない

注意	血圧低下や尿量減少，意識障害などの重篤な状態に陥る →ショックの徴候を的確にとらえ，観察を十分に行う．

考えられること	対応
●心臓の機能障害により急激に心拍出量が低下し，血圧低下をきたしている可能性がある	●呼吸，循環動態（心不全徴候の有無）の確認 ①心拍数100回/分以上 ②微弱な頻脈 ③爪床の毛細血管のrefilling遅延（圧迫解除後2秒以上） ④意識障害または不穏，興奮状態 ⑤乏尿，無尿 ⑥皮膚蒼白と冷汗 ●水分管理 ●モニター管理 ●検査データの把握 ●精神的援助を行う 【救急時の対応】 ①ショック体位をとる ②気道確保，酸素吸入 ③血管確保し，薬物療法開始 ④循環動態モニタリング ⑤全身の保温 ⑥意識レベルに応じて，必要であれば四肢の固定を行う
●湿性ラ音があれば肺水腫	
●循環血流量の急激な減少や組織の酸素不足による腎血流量の低下が考えられる	
●末梢循環不全が考えられる ●血圧を維持するために末梢血管の収縮が起こると，皮膚は冷たく湿潤になる	
●循環不全（低酸素症状）による脳への影響が考えられる	

■表2 Glasgow Coma Scale(GCS)

開眼（E：eye opening）	
E4	自発的に開眼
E3	言葉刺激により開眼
E2	痛み刺激により開眼
E1	開眼しない

言葉による反応（V：verbal response）	
V5	見当識あり
V4	錯乱状態
V3	不適当な言葉
V2	理解できない声
V1	発声がみられない

最良運動反応（M：best motor response）	
M6	命令に従う
M5	痛み刺激部位に手足をもってくる
M4	四肢を屈曲する（逃避）
M3	四肢を屈曲する（異常屈曲）
M2	四肢進展
M1	まったく動かさない

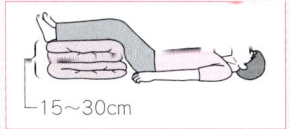

15～30cm

ショック体位

心原性ショック

不整脈

病態

- 不整脈は，洞結節での刺激生成の異常や刺激伝導路の障害などにより生じる．
- 治療の緊急度による分類を**表1**に示す．

■表1　治療の緊急度による不整脈の分類

緊急治療が必要	1. 心室細動（Vf）／脈のふれない心室頻拍（VT） 2. 心室頻拍 3. Adams-Stokes（アダムス ストークス）症候群や血圧低下など循環動態が不安定な不整脈
治療が必要	4. 発作性上室頻拍（PSVT） 5. 心房細動（AF） 6. 心房粗動（AFL） 7. Ⅲ度房室ブロック，Ⅱ度房室ブロック（MobitzⅡ型（モービッツ）） 8. 洞不全症候群（SSS）
症状が強い場合に治療が必要	9. 期外収縮 10. 洞頻脈，洞徐脈 11. Ⅱ度房室ブロック（Wenckebach（ウェンケバッハ）型）

検査

- 不整脈の心電図は「検査―心電図」（p.46～）を参照．

治療

1. 心室細動（図1）/脈のふれない心室頻拍（図2）

- 直ちに電気的除細動を行う．電気的除細動が準備できるまで心肺蘇生を行う．
- 除細動が成功するまで200J，300J，360Jと繰り返す．洞調律へ回復後は基礎疾患や電解質異常，低酸素血症などの原因検索を行い，その治療・是正を行う．

2. 心室頻拍

- 30秒以内でおさまる非持続性心室頻拍（Non-sustained VT）と30秒以上続く持続性心室頻拍（Sustained VT）とがある．

①非持続性心室頻拍

- 電解質異常（特に低カリウム血症），基礎心疾患の検索を行う．
- 基礎心疾患によっては電気生理学的検査を行い，植え込み型除細動器（ICD）の適応を検討する．

②持続性心室頻拍

- 意識があるかどうか，脈がふれるか（血圧があるか）がポ

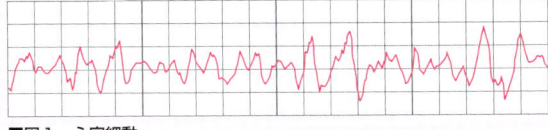

■図1 心室細動

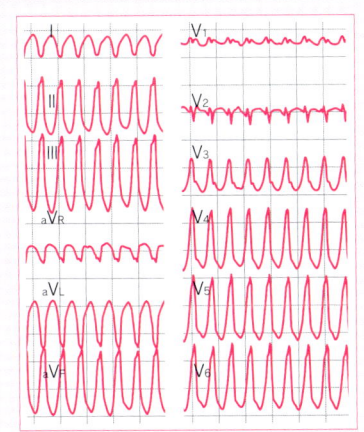

■図2 ショック状態（血圧50mmHg）の持続性心室頻拍（12誘導心電図）
HR220bpm：不整脈源性右室心筋症

イントである．
- 意識が低下し，血行動態が不安定な場合は直ちに電気的除細動（cardioversion）*を行う．
- 意識があり血行動態が安定している場合は薬物療法（リドカイン，ベラパミル，ないしはシンビット®，アンカロン®〈静注用〉）を試みる．発作停止後は電解質異常や心不全，薬剤性など明らかな誘因があれば，これを除去する．さらに再発を予防するための薬物療法や電気生理学的検査を行ったうえでカテーテルアブレーション治療やICDを検討する．

＊cardioversion：R波に同期させて行う直流通電（DCショック）のこと．T波への通電による心室細動への移行を避けるためにR波に同期させる（p.77参照）．

ココがポイント！ 緊急治療を要するものでは心肺蘇生が必要！

治療

3. Adams-Stokes症候群や血圧低下など循環動態が不安定な不整脈

- 頻脈・徐脈を問わず不整脈が原因で起こる意識消失やめまいをAdams-Stokes症候群とよぶ．
- 血行動態が破綻した場合は適切な心肺蘇生を行い，適宜電気的除細動を検討する．

4. 発作性上室頻拍

- 発作性上室頻拍には，心房頻拍（AT），房室結節リエントリー性頻拍（AVNRT），WPW症候群などを基礎にもつ房室リエントリー性頻拍（AVRT）などがある．
- 治療は発作停止のための治療と再発予防とに分けられる．

  ①発作停止のための治療
  - 意識低下など血行動態が不安定な場合は，電気的除細動（cardioversion）やATP静注を直ちに行う．
  - 安定している場合は，迷走神経刺激（Valsalva法，頸動脈マッサージ），ATP静注，ベラパミル静注，ペーシング法などが行われる．

  ②再発予防
  - 薬物療法，根治治療となりうるカテーテルアブレーションがある．

5. 心房細動

- 原因精査（心臓弁膜症，虚血性心疾患，心筋症，甲状腺機能亢進症，高血圧，薬剤性，アルコール，脱水など）を行う．
- ショックや急性心不全など緊急治療が必要な場合には電気的除細動（cardioversion）を行う．
- 心拍数を調節するレートコントロール，洞調律維持をめざすリズムコントロール，塞栓症予防を各症例に応じて組み立てる．

  ①レートコントロール
  - 心機能低下例ではジゴキシン，心機能正常例ではカルシウム拮抗薬（ベラパミルなど），β遮断薬が用いられる．

  ②リズムコントロール
  - 電気的除細動，薬理学的除細動に分けられる．薬理学的除

> **ココがポイント！** 心室細動，脈のふれない心室頻拍は心停止の1つであり，電気的除細動は1分1秒を争う！

治療

細動では，心機能・腎機能に応じてIa群，Ic群などの抗不整脈薬が使用される．

③洞調律復帰後の再発予防

- 副交感神経優位の時間帯に発生が多い症例では抗コリン作用をもつ薬剤（シベンゾリン，ジソピラミドなど），交感神経緊張が関与していると考えられる症例ではβ遮断薬，心機能低下例ではアミオダロンなどが投与される．
- その他，非薬物療法として，カテーテルアブレーション，外科手術（Maze手術）などがある．
- 塞栓症のリスクの高い場合（高齢者，心不全歴のある人，糖尿病・高血圧のある人など）にはワーファリン，そうでない場合にはアスピリンによる塞栓症の予防を行う．

6. 心房粗動（図2・3）

- 心房細動と異なり全く健常な心臓に出現することは少ない．心臓弁膜症，虚血性心疾患，心筋症，開心術後，呼吸器疾患など基礎疾患の治療を行う．
- 伝導比が高くなる（4:1から2:1，1:1となる）に従って緊急性が高くなる．
- レートコントロールかリズムコントロールを行う．
  - ①**レートコントロール**：ベラパミル，β遮断薬，ジゴキシンなどが用いられる．
  - ②**リズムコントロール**：電気的除細動（cardioversion）や薬物療法，心房ペーシング，カテーテルアブレーションがある．

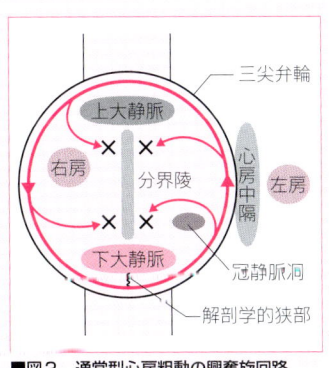

■図2　通常型心房粗動の興奮旋回路
三尖弁輪を反時計方向に旋回する．

> **ココがポイント！** 除細動を行う場合，脳梗塞などの塞栓症に注意が必要．心エコー検査（可能であれば経食道心エコー）を行い，左房内血栓の有無を確認する！

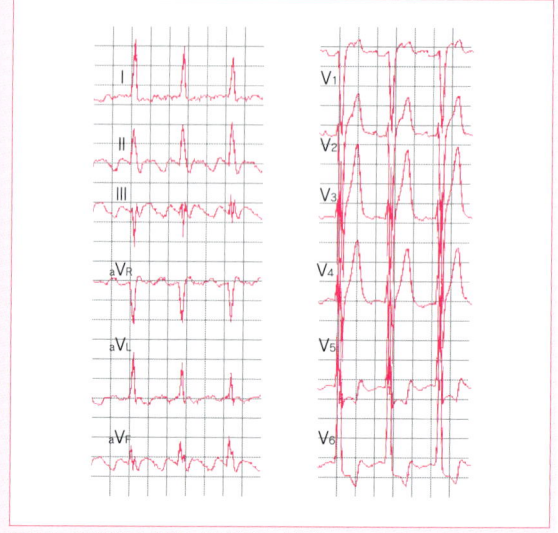

■図3 通常型心房粗動（12誘導心電図）

7. 房室ブロック

- 房室ブロックはⅠ度～Ⅲ度（完全）房室ブロックに分けられる.
  ① **Ⅰ度房室ブロック**：PR間隔が0.2秒以上に延長するものである. 基本的には治療を必要としないことが多いが, 薬剤性（ジギタリスやβ遮断薬など）など明らかな原因があれば, それを除去する. 心筋梗塞が原因の場合はⅡ度, Ⅲ度と進行する可能性があるため, 注意深く観察する.

  ② **Ⅱ度房室ブロック**
  - Wenckebach (MobitzⅠ) 型：PR間隔が徐々に延長し, ついにQRSが脱落するもの. Ⅰ度房室ブロックの治療に準じ, ほとんどが経過観察となるが, 心筋梗塞が原因の場合は注意が必要.
  - MobitzⅡ型：突然QRSが脱落するものである.

  ③ **Ⅲ度（完全）房室ブロック**：心房の収縮（P波）と心室の収縮（QRS波）が全く無関係に起こっているものである.

- MobitzⅡ型, 高度房室ブロック（伝導比が2：1より悪いもの）, Ⅲ度房室ブロックは無症状であっても一時的・恒久的

治療 ペースメーカー治療の適応となることもあり，十分な検討が必要である．

8. 洞不全症候群

- Rubenstein（ルーベンシュタイン）の分類により以下の3型に分けられる．
  - ① I型：洞徐脈
  - ② II型：洞停止あるいは洞房ブロック．
  - ③ **III型（徐脈頻脈症候群）**：I型あるいはII型の徐脈性不整脈を示し，かつ少なくとも1回の発作性上室頻拍あるいは心房細動を呈したもの．
- Adams-Stokes症候群，心不全，頻脈に対する治療のために徐脈性不整脈が悪化するもの，洞停止が4秒以上，心拍数が35回/分以下などが治療の適応となる．
- 無症候性や軽度の動悸のみの場合は経過観察．
- 対症療法として硫酸アトロピン，イソプロテレノール，シロスタゾールなどの薬物療法がある．根本治療としてはペースメーカー治療を検討する．

9. 期外収縮

- 期外収縮には心房期外収縮（PAC）と心室期外収縮（PVC）がある．
  - ① **PAC**：特に治療を必要としないが，僧帽弁疾患や虚血性心疾患，甲状腺疾患や肺疾患など基礎疾患を検索する．精神的ストレス，疲労，睡眠不足，喫煙，アルコールの過剰摂取に気をつける．
  - ② **PVC**：基礎心疾患のない無症候性のものは無治療，自覚症状が強ければβ遮断薬などを使用する．精神的ストレス，疲労，睡眠不足，喫煙，アルコールの過剰摂取に気をつける．基礎心疾患，甲状腺疾患，電解質異常などを検索し，高・低カリウム血症などは補正する．心筋梗塞・心筋症などに伴うPVCは薬物治療を検討するが，心機能低下例ぐは抗不整脈薬の選択に注意が必要である．

10. 洞頻脈，洞徐脈

- 洞頻脈・洞徐脈では原因の検索が必要となる．
  - ① **洞頻脈の原因**：発熱，出血，貧血，脱水，低酸素，心不全，甲状腺機能亢進症，薬剤性などがある．
  - ② **洞徐脈の原因**：洞不全症候群，迷走神経反射，甲状腺機能低下症，脳圧亢進，薬剤性などがある．

不整脈

●看護のポイント

観察事項	観察のポイント
【心房細動】 ● 自覚症状 　（発作性or慢性） ● バイタルサイン	● 頻拍性：動悸，息切れ，前胸部圧迫感，意識障害 ● 徐拍性：めまい，息切れ，疲労感，意識障害 ● 発熱の有無 ● 血圧の変化 ● 呼吸状態 ● 心拍数および脈拍数
● 意識レベル ● 心電図モニター ● 12誘導心電図 ● 血液検査データ ● 胸部X線	● 意識障害の有無 ● P波・RR間隔 ● 細動波（f波）の確認（12誘導心電図では，Ⅱ・Ⅲ・aV_F，V_1〜V_2で確認しやすい） ● 電解質・炎症所見の異常値の把握 ● CTR値，肺うっ血の有無
● 治療状況 ● 脳梗塞・脳塞栓症状 ● 末梢循環状態	● 抗不整脈薬・抗血栓薬・抗血小板薬の内服および治療状況の把握 ● 心機能の把握と，抗不整脈薬を服用中であれば血中濃度の把握 ● 脳神経症状の有無 ● 四肢動脈触知・末梢循環状態の把握（色調・冷感）

| 注意 | 不整脈出現時は，意識はあるか，脈はふれるかをまず確認する．意識がなければ，直ちに除細動を含む心肺蘇生を開始する．意識がある場合には，不整脈の適切な診断を行って，薬物療法などを実施する． |

考えられること	対応
● 頻拍性：拡張期が短くなるため拡張機能が低下し，血行動態が破綻することもある．頻拍性の心房細動が続くと心機能が低下し，心筋酸素消費量の増大も加わって，心不全をさらに増悪させる ● 徐拍性：不規則なうえに徐拍により十分な心拍出量が維持できない ● 発作性心房細動では，発熱や脱水などの原因も考えられる．慢性で心拍数がコントロールされていれば，自覚症状を伴うことは少ない	● 安静保持 ● 心電図モニターの監視 ● 心負荷の回避 ● 心不全の予防 ● 症状・バイタルサイン測定をふまえて医師に報告する 　● 心拍数のコントロールを目的とした薬物治療 　● 心不全を伴う場合は，心不全治療を優先する ● 急性心筋梗塞で心房細動が発現した場合，循環動態が急激に悪化する危険があれば，cardioversion（p.77参照）が施行される 　● 医師への報告，救急薬品・DCの準備
● 低カリウム血症をきたすと，ジギタリス中毒を起こしやすい	● 嘔気，胃部不快，食欲不振などの症状を訴えた場合は，血中濃度を確認し，医師に報告する
● 血栓：心房の収縮がないために血液がよどみ，心房内血栓を伴いやすい	● 脳塞栓症を起こすことがあるため，洞調律回復後もしばらくして引き続き十分な観察が必要

不整脈

● **不整脈**(つづき)

観察事項	観察のポイント
【徐脈性不整脈】 ● 胸部症状 ● 心拍出量減少による症状 ● モニター心電図	● 動悸,胸痛の有無 ● めまい,失神,ふらつき感,頭重感,易疲労感,眼前暗黒感の有無 ● 心拍数,洞停止時間 ● 頻脈性不整脈,洞房ブロックの有無 ● Rubenstein分類(p.189参照)の理解
【頻脈性不整脈】 ● 胸部症状 ● 意識レベル ● モニター心電図	● 動悸,胸痛,気分不快の有無 ● 失神,血圧低下,意識状態 ● 心拍数,RR間隔の規則性,持続性か非持続性か,QRS幅
【その他 期外収縮】 ● 胸部症状 ● バイタルサイン ● モニター心電図	● Lown分類(p.105参照)による重症度の把握 ● 期外収縮の種類 　①単発性 　②連発性 　③多発性 　④多源性 ● 期外収縮の出現するタイミングにも注意を払う(R on T型など)

考えられること	対応
●極端な徐脈により心拍出量が減少する ●洞停止時間が数秒続くと，脳血流の減少により，神経症状（めまい・易疲労性・息切れ・意識消失）をきたす →Adams-Stokes症候群 ●徐脈によりQT時間が延長し，多形性心室頻拍をきたすことがある	●バイタルサイン測定 ●Adams-Stokes症候群に伴う事故の予防（転倒予防など） ●救急薬品，一時的ペースメーカーなどの準備 ●輸液管理 ●抗不整脈薬の投与 ●電気的除細動の準備
●拡張期時間短縮による血行動態の悪化 ●心筋酸素消費量増大の要因となる一方，冠血流の低下により，心筋への酸素供給が著しく障害される ●致死的不整脈の場合，対応が遅れると生命の危機的状況となる	●意識状態の確認 ●胸部強打 ●血管確保・酸素吸入 ●検査データの把握 ●救急薬品の準備 ●電気的除細動・心肺蘇生の準備
●連結期が短いほどT波に近く，致死性の不整脈に移行する可能性があり危険である ●多源性；心室頻拍や心室細動の前駆症状としてみられることが多いため危険である	●単発性：経過観察 ●連発性・多発性：抗不整脈薬の準備，電解質バランスの確認 ●R on T型を発見したら，心室細動に移行することを予測し，医師への報告，電気的除細動・救急薬品・心肺蘇生の準備

不整脈

心不全

病態

- 心不全とは，心機能低下に起因する循環不全と定義され，十分な静脈還流があるにもかかわらず，心臓が全身の組織における代謝の必要性に応じて適当かつ十分な血液を駆出できない状態.
- 主たる原因部位により左心不全，右心不全に分類される.
1. **左心不全**：左心系の機能不全により生じる一連の病態．左房圧上昇により肺うっ血をきたす．肺うっ血がさらに右心不全を続発することも多い（両心不全）．

【症状】

- 頻脈 ● チアノーゼ ● 尿量減少 ● 血圧低下 ● 手足の冷感
- 意識レベル低下（心拍出量の低下による） ● 労作性呼吸困難
- 発作性夜間呼吸困難 ● 起坐呼吸 ● 肺水腫（左心房圧上昇による）

2. **右心不全**：右心系の機能不全により静脈系のうっ血が起こり，諸臓器に浮腫をきたした病態．

【症状】

- 頸静脈怒張 ● 肝腫大 ● 下腿浮腫 ● 胸水 ● 腹水

検査と診断

1. **左心不全**
   - スワン・ガンツカテーテル：肺動脈楔入圧（PCWP）上昇，心係数（CI）低下.
   - 胸部X線（図1）：心拡大，肺うっ血．
2. **右心不全**
   - 中心静脈圧（CVP）：上昇

【重症度の評価法】

1. **NYHA の心機能分類**：問診により簡便に評価することができる（表1）．

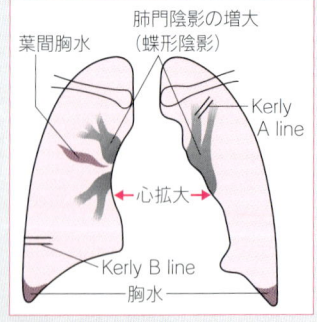

■図1 胸部X線所見
（葉間胸水，肺門陰影の増大（蝶形陰影），Kerly A line，Kerly B line，心拡大，胸水）

ココがポイント！ 左心不全：肺循環がうっ滞，急性に起こる心不全がメインであることが多い！

■表1　NYHAの心機能分類

Ⅰ	心疾患があるが，そのために身体活動が制限されていない．通常の身体活動では，過度の疲労感・動悸・息切れ・狭心症状を生じない
Ⅱ	心疾患があり，そのために身体活動がわずかに制限される．安静時に症状はないが，通常の身体活動で，疲労感・動悸・息切れ・狭心症状が起こる
Ⅲ	心疾患があり，そのために身体活動が著しく制限される．安静時に症状はないが，通常以下の身体活動で疲労感・動悸・息切れ・狭心症状が起こる
Ⅳ	心疾患があり，そのためにどんな身体活動もすることができない．安静時でも動悸・息切れ・狭心症状が起こる．身体活動により症状の悪化をきたす

NYHA：New York Heart Association（ニューヨーク心臓協会）

2. **Killip分類**：主に心筋梗塞が原因の急性心不全に用いられる（p.121参照）．聴診所見により短時間で評価することが可能．

3. **Forrester分類**：急性心筋梗塞後の心不全に用いられる．スワン・ガンツカテーテルによる測定データに基づき，重症度の評価と治療方針を決定する（**図2**）．

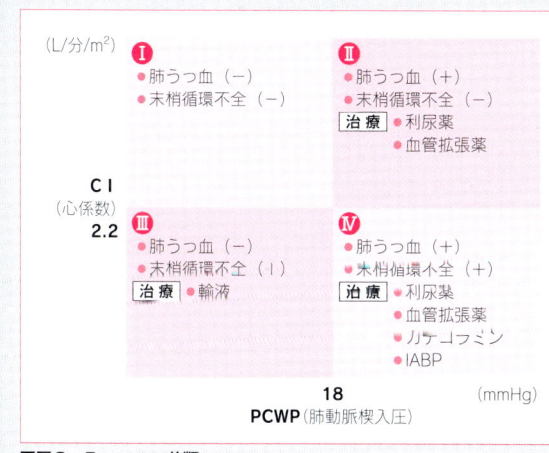

（L/分/m²）

Ⅰ
- 肺うっ血（−）
- 末梢循環不全（−）

Ⅱ
- 肺うっ血（＋）
- 末梢循環不全（−）
- 治療：利尿薬，血管拡張薬

CⅠ（心係数）2.2

Ⅲ
- 肺うっ血（−）
- 末梢循環不全（＋）
- 治療：輸液

Ⅳ
- 肺うっ血（＋）
- 末梢循環不全（＋）
- 治療：利尿薬，血管拡張薬，カテコラミン，IABP

18　（mmHg）
PCWP（肺動脈楔入圧）

■図2　Forrester分類

ココがポイント！ 右心不全：体循環がうっ滞，多くは左心不全に続発する！

| 検査と診断 | ※心原性ショックは，Killip Ⅳ，Forrester Ⅳに相当する．カテコラミンのほかに機械的サポート（IABP，PCPS）が必要な例も多く，死亡率も高い（p.180参照）． |

| 治療 | ● 原因疾患の改善および酸素投与，利尿薬，カテコラミンなどの投与で血行動態を改善させる．
● **薬物療法**：心機能を規定する三大因子（心収縮力，前負荷，後負荷）を変化させ，心不全を改善する．
①心収縮力の増強：ドパミン，ドブタミン，PDE阻害薬，ジギタリス．
②前負荷の軽減：利尿薬，硝酸薬など．
③後負荷の軽減：ACE阻害薬，ARBなど．
※上記以外にβ遮断薬が用いられる． |

| 薬剤 | ● 急性期：利尿薬，カテコラミンなどの投与で血行動態を改善させる．
● 慢性期：長期予後改善のため，β遮断薬，ACE阻害薬，ARBなどの投与を行う． |

> **ココがポイント！** 強心薬の長期投与は予後を悪化させる場合があるため注意が必要！

> **MEMO**
>
> ## 心不全における胸部X線所見の基本
>
> - 心不全では原則として心拡大を伴うが，基礎疾患により拡大部位や程度が異なる．
> - 左心不全では肺静脈圧が上昇し，うっ血の程度に応じて間質や肺胞の浮腫を生じる．
> - 正常立位の胸部X線では，静水圧的な理由で下肺野の静脈陰影が上肺野より著明である．しかし肺静脈圧が13〜17mmHgになると同程度となり，これ以上では上肺野が優位になる．さらに20〜25mmHg以上では間質の浮腫が生じ始め，この漏出液が胸腔に出ると胸水，葉間肋骨腔に出ると葉間胸水（治療後は消失するため，vanishing tumorといわれる）となる．小葉間隔壁に貯留するとKerly B line（肋骨横隔膜角付近に水平に走る線状陰影），Kerly A line（肺門部から斜めに走る線状陰影）を認めるようになる．
> - 肺門部の血管周囲，気管支周囲にも浮腫を生じるため，輪郭が不鮮明になり，肺水腫の状態になると肺門を中心に蝶形陰影（butterfly shadow）を呈するようになる．

心不全

看護のポイント

観察事項	観察のポイント
- 自覚症状 - 他覚所見	- 左心不全 　- 易疲労感　- 労作時息切れ 　- 呼吸困難　- 起坐呼吸 　- 発作性夜間呼吸困難 　- 湿性咳嗽 　- 喀痰・血痰・喀血 　- チェーン・ストークス呼吸 - 右心不全 　- 浮腫　- 体重増加 　- 乏尿　- 肝腫大 　- 上腹部不快感　- 食欲不振 　- 黄疸　- 頸静脈怒張 　- 肝機能障害 　- 中心静脈圧の上昇
- バイタルサイン	- 血圧の上昇（急性左心不全） - 血圧の著明な低下（ショック） - 頻脈 - 発熱（熱型） - 不整脈
- 検査所見 　- 胸部X線 　- 心電図 　- 血液・尿	- 心不全の所見：心拡大（CTR増大），肺うっ血，肺間質浮腫，胸水貯留，心囊液貯留 - 左室肥大の所見：心筋障害を示唆するQRS・ST-Tの変化 - 炎症所見：肝機能・腎機能障害の有無，電解質など体液調節機構の把握

> **注意** 呼吸困難がある場合は肺音を聴取し，心不全によるものか肺炎などによるものかを判断することが重要である．心不全の場合は，臥位にすると症状が悪化するため，迅速に起坐位にする必要がある．

考えられること	対応
● 胸水貯留や肺うっ血が強いと，臥位での安静は困難である（起坐呼吸） 　● 運動時と安静時での症状の違いを確認し，症状の程度を把握する ● 心拍出量は労作の程度に応じて増加するが，心不全ではそれが十分ではないため，労作時に疲労感や倦怠感が起こる ● 重症になると，安静時でも身の置き所がない感じになる（低心拍出量症候群〈LOS〉）	【急性期】 ● 安静の保持：心負荷回避 ● 呼吸困難の軽減：体位の工夫 　● 坐位をとることで，静水圧が低下し，また静脈還流が減少するため，肺うっ血を軽減させる．さらに，横隔膜が下降することで呼吸補助筋の働きによって肺活量を増加させることができる ● 確実な酸素・薬剤の投与 ● 肺合併症の予防 ● 精神的支援 　● 呼吸困難により死への恐怖や不安が強い．精神的ストレスによる心拍数の増加や血圧の上昇，不整脈の出現などで心負荷の増大をまねくので，苦痛・不安の軽減に努める
● 急激な血圧上昇により左心不全をきたすことがある（左室拡張末期圧の上昇） ● ショック状態では末梢循環不全を認める ● 発熱による代謝亢進に伴い心不全を悪化させることもある	【慢性期】 ● 安静と運動療法の必要性：心機能を考慮したうえで，患者の状態や生活背景に見合った運動内容を考慮する ● 患者指導：服薬・食事・水分管理・体重管理 　● 病気の理解と病状認識を高めるための患者教育も行う ● 睡眠の確保 ● 心不全増悪徴候の情報提供（セルフチェック）

感染性心内膜炎

病態
- 弁膜や心内膜，大血管内膜に細菌塊を含む疣贅(ゆうぜい)を形成することが原因となり，菌血症，血管塞栓症，心障害を引き起こす．
- 基礎心疾患を有する症例にみられることが多いが，心疾患の既往のない症例にみられることもある．

症状
- 発熱（80～85％） ●心雑音（80～85％） ●末梢血管病変（点状出血・粘膜出血など） ●筋肉・関節痛

検査と診断
1. **血液培養**：血液培養を繰り返し原因菌を検出する．原因菌としては，緑色連鎖球菌，腸球菌，黄色ブドウ球菌，グラム陰性桿菌，真菌などがあげられる．
2. **心エコー（経胸壁・経食道）**：弁などに付着した疣贅を確認する（図1）．

| 僧帽弁疣贅 | 僧帽弁疣贅 |

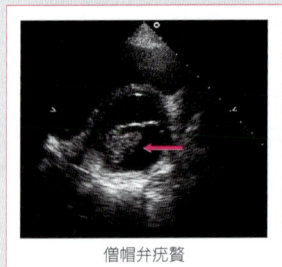

■図1　経胸壁心エコー

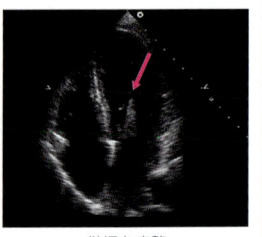

注意
- 血液培養，心エコーでも検出できない感染性心内膜炎もある．

治療
1. **内科治療**
- 有効な血中濃度が得られる十分な抗菌薬を必要期間，経静脈的に投与する．
- 耐性菌の出現を防ぐため，多剤併用療法を原則とする．

> **ココがポイント！** 高リスク患者に抜歯や消化管における手技（胃生検など）を行う際には，抗菌薬投与など菌血症に対する予防的処置が必要！

治療

禁忌
- 抗凝固療法(ワーファリンなど)は,感染性心内膜炎の塞栓予防には有効でなく,むしろ頭蓋内出血を起こしやすくする.

2. 外科治療
- 以下の場合には,外科治療の適応となる.
  ① 抗菌薬投与に対して抵抗性の感染症が持続する場合.
  ② 弁破壊などによりうっ血性心不全が出現する場合.
  ③ 感染性塞栓症を認める場合.

注意
- 可能な限り,感染のコントロールがつくまで(抗菌薬の効果が確認されるまで)薬物治療を行ってから手術を行う.
- 手術手技としては,弁破壊や感染巣の拡大の程度により弁置換術あるいは弁形成術が選択される.

【感染性心内膜炎の予防】
- 心疾患のなかには,より心内膜炎を起こしやすいものがある.高リスク群として,①人工弁置換術,②以前に感染性心内膜炎の既往がある,③チアノーゼ性先天性心疾患,④弁膜症,⑤閉塞性肥大型心筋症,⑥中心静脈カテーテル留置患者,があげられる.

合併症
- 全身性塞栓症(脳・腎・脾梗塞など)
- 感染性動脈瘤(脳動脈瘤など)

薬剤
- 血液培養の結果で抗菌薬を選択する.代表的な抗菌薬は,ゲンタマイシン(ゲンタシン®),セフトリアキソン(ロセフィン®),バンコマイシン,アンピシリンなど.

> **ココがポイント!** 治療中は炎症反応の推移(熱型・炎症反応)や急激な血行動態の変化(弁逆流の進行,伝導障害の出現)に留意する!

● 感染性心内膜炎

● 看護のポイント

観察事項	観察のポイント
● 感染症状	● 発熱（弛張熱） ● 発汗 ● 悪寒 ● 動悸 ● 関節痛 ● 全身倦怠感
● 心不全症状	● 食欲不振 ● 呼吸困難 ● 起坐呼吸 ● 頸静脈の怒張 ● 浮腫 ● 胸部X線（心拡大および肺うっ血の確認）
● 塞栓症状 （弁付着の疣贅の遊離による塞栓症状の出現）	● 四肢の動脈触知の有無 ● 末梢循環障害の有無 ● 脳神経症状の有無　など
● 原因菌の把握 （血液培養結果）	● 緑色連鎖球菌 ● 黄色ブドウ球菌 ● 腸球菌　など

> **注意** 感染による高熱が持続すると,循環血流量が不足したり,心拍数の増加によって心仕事量が増大したりするなど,心不全を併発しやすくなるため,早期の感染コントロールが重要である.

考えられること	対応
● 急速な進行・増悪により,菌血症・敗血症へ移行し,生命の危機的状態となる可能性も考えられる	● 熱型の推移に注意し,体温調節を行う ● 二次的感染・合併症の予防を行う 　● 静脈炎の予防 　● 手洗い・うがいの励行 　● 清潔保持
● 感染による炎症が弁の機能不全をきたし,治療抵抗性の感染症や心不全を起こす	● 心不全の軽減を図る 　● 心身の安静 　● 塩分・水分制限 　● 輸液・薬剤管理 　● 不整脈の観察 　● 水分出納の管理
● 炎症が弁ならびに周辺の支持組織を破壊し,破壊された組織や感染巣が塞栓症を引き起こす	● 血栓・塞栓症の早期発見に努める
● 原因菌の種類により選択すべき抗菌薬,その投与期間が異なる ● 長期的な抗菌薬治療により,カテーテル感染症,他臓器の膿瘍形成,重複感染(尿路・呼吸器など),薬物アレルギーなどの出現が考えられる	● 確実な薬剤(抗菌薬)の投与を行う 　● 多量かつ長期的に薬剤を使用するため,副作用に十分注意する(発熱・肝障害・腎障害・菌交代症) 　● 原因菌が不明な場合,いったん抗菌薬を中止して血液培養を繰り返し行うこともある(原因菌の同定,抗菌薬の選択は重要)

感染性心内膜炎

●付録　略語・英語一覧

略語	英語	日本語
A AAA	abdominal aortic aneurysm	腹部大動脈瘤
AAE	annuloaortic ectasia	大動脈弁輪拡張症
ACS	acute coronary syndrome	急性冠症候群
ACT	activated coagulation time	活性凝集時間
Ad-St synd.	Adams-Stokes syndrome	アダムス・ストークス症候群
AF	atrial fibrillation	心房細動
AFL	atrial flutter	心房粗動
AIVR	accelerated idioventricular rhythm	頻脈性心室調律(リズム)
AM	acute marginal branch	鋭縁枝
AMI	acute myocardial infarction	急性心筋梗塞
AP	angina pectoris	狭心症
APH	apical hypertrophy	心尖部肥大型心筋症
AR	aortic regurgitation	大動脈弁閉鎖不全
ARDS	acute respiratory distress syndrome	急性呼吸促拍症候群
ARF	acute renal failure	急性腎不全
AS (As)	aortic stenosis	大動脈弁狭窄
ASD	atrial septal defect	心房中隔欠損
ASH	asymmetrical septal hypertrophy	非対称性中隔肥厚
ASO	arteriosclerosis obliterans	閉塞性動脈硬化(症)
AT	anaerobic threshold	嫌気性代謝閾値
AV	aortic valve	大動脈弁
AV Fistula (AVF)	arteriovenous fistula	動静脈瘻
AVN	atrioventricular node	房室結節
AVNRT	atrioventricular nodal reentrant tachycardia	房室結節リエントリー(回帰)性頻拍
AVP	aortic valve prolapse	大動脈弁逸脱症
AVR	aortic valve replacement	大動脈弁置換術
AVRT	atrioventricular reentrant tachycardia	房室リエントリー(回帰)性頻拍
	absence of pulmonary valve	肺動脈弁欠損(欠如)
	aneurysm	動脈瘤
	aneurysm of ascending aorta	上行大動脈瘤
	aneurysm of descending aorta	下行大動脈瘤
	aneurysm of sinus valsalva	バルサルバ洞動脈瘤
	aortitis	大動脈炎症候群
	arrhythmia	不整脈
	arteriosclerosis	動脈硬化(症)
	atrioventricular dissociation	房室解離
	AV block	房室ブロック
	AV junctional rhythm	房室接合部補充調律

略語	英語	日本語
	AV node	房室結節
B BDV	balloon dilatation valvuloplasty	バルーン拡張による弁形成術
BE	bacterial endocarditis	細菌性心内膜炎
BNP	brain natriuretic peptide	脳性ナトリウム利尿ペプチド
BP	blood pressure	血圧
BSA	body surface area	体表面積
BT	body temperature	体温
BTF	blood transfusion	輸血
BWG synd.	Bland-White-Garland syndrome (ブランド ホワイト ガーランド)	左冠動脈肺動脈起始（＝BWG症候群）
	bradycardia	徐脈
C CABG	coronary artery bypass graft	冠動脈バイパス術
CAG	coronary angiography	冠動脈造影
Cathe.	cardiac catheterization	心臓カテーテル検査
CB	conus branch	円錐枝
CCHD	cyanotic congenital heart disease	チアノーゼ性先天性心疾患
CCU	cardiac care unit	心疾患集中治療室
CCU	coronary care unit	冠（動脈）疾患集中治療室
CE	cerebral embolism	脳塞栓
CHD	coronary heart disease	冠動脈疾患
CHD	congenital heart disease	先天性心疾患
CHF	congestive heart failure	うっ血性心不全
CI	cardiac Index	心係数
Cine.	cineangiography	血管造影撮影法
CMV	continuous mandatory ventilation	持続的強制換気
CO	cardiac output	心拍出量
COA (Co/A)	coarctation of the aorta	大動脈縮窄症
COPD	chronic obstructive pulmonary disease	慢性閉塞性肺疾患
Cor.AVF	coronary arteriovenous fistula	冠状動静脈瘻
Corr.TGA = L-TGA	corrected transposition of the great arteries = L-transposition of the great arteries	修正大血管転位症
CPAP	continuous positive airway pressure	持続陽圧呼吸
CPR	cardiopulmonary resuscitation	心肺蘇生
CPX	cardiopulmonary exercise test	心肺運動負荷試験
CRF	chronic renal failure	慢性腎不全
CT	computed tomography	コンピュータ断層撮影

略語	英語	日本語
CTR	cardiothoracic ratio	心胸郭比
CVA	cerebrovascular accident	脳血管障害
CVP	central venous pressure	中心静脈圧
	cardiac arrest	心停止
	cardiac sudden death	心臓突然死
		＝心臓性急死
	cerebral hemorrhage	脳出血
	cerebral infarction	脳梗塞
	complete AV block	完全房室ブロック
	conduction	伝導
	cor pulmonale	肺性心
	cross-matching test	交叉適合試験
D D_1	first diagonal branch	第一対角枝
D_2	second diagonal branch	第二対角枝
DC	direct current defibrillator	直流除細動器
DCA	directional coronary atherectomy	方向性冠動脈粥腫切除術
DCM	dilated cardiomyopathy	拡張型心筋症
DCRV	double chambered right ventricle	右室二腔症
Dext.	dextrocardia	右胸心
DIC	disseminated intravascular coagulation syndrome	播種性血管内凝固症候群
DIV	drip infusion in vein	点滴静脈注射
DM	diabetes mellitus	糖尿病
DORV	double-outlet right ventricle	両大血管右室起始症
DP	double product	二重積(心拍数×収縮期血圧)
DSAS	discrete subaortic stenosis	大動脈弁下狭窄
	Down's syndrome	ダウン症候群
E Ebstein	Ebstein's anomaly	エプスタイン奇形
	＝ Ebstein's malformation	
ECD	endocardial cushion defect	心内膜床欠損症
ECG	electrocardiogram	心電図
EEG	electroencephalogram	脳波
EF	ejection fraction	駆出率
EPS	electrophysiologic study	電気生理学的検査
	effort angina	労作狭心症
	endocarditis	心内膜炎
	epidural anesthesia	硬膜外麻酔
	escaped beat	補充収縮
	essential hypertension	本態性高血圧
G GE	glycerin enema	グリセリン浣腸
	gastroscopy	胃内視鏡検査

略語	英語	日本語
H HCM	hypertrophic cardiomyopathy	肥大型心筋症
HD	hemodialysis	血液透析
Heterotaxia	heterotaxic syndrome	心位異常症 ＝心房内臓錯位症
HHD	hypertensive heart disease	高血圧性心疾患
HL	hyperlipidemia	高脂血症
HLHS	hypoplastic left heart syndrome	左心低形成症候群
HNCM	hypertrophic nonobstructive cardiomyopathy	非閉塞性肥大型 　　　心筋症
HOCM	hypertrophic obstructive cardiomyopathy	閉塞性肥大型心筋症
HPRH	hypoplastic right heart	右心低形成
HR	heart rate	心拍数
HT	hypertension	高血圧
Ht	height	身長
Ht	hematocrit	ヘマトクリット
HU	hyperuricemia	高尿酸血症
	heart tumor = cardiac tumor	心臓腫瘍
	hemangioma	血管腫
	hypotension	低血圧
I IAA	interruption of the aortic arch	大動脈弓離断
IABP	intra-aortic balloon pumping	大動脈内バルーン 　　　パンピング
ICM	ischemic cardiomyopathy	虚血性心筋症
IE	infectious endocarditis	感染性心内膜炎
IHD	ischemic heart disease	虚血性心疾患
im (inj) = IM	intramuscular injection	筋肉内注射
Inf.PS	infundibular pulmonary stenosis	漏斗部狭窄 ＝肺動脈弁下狭窄
IP = IVP	intravenous pyelography	静脈性腎盂造影
IPPB	intermittent positive pressure breathing	間欠的陽圧呼吸
iv = IV	intravenous injection	静脈注射
IVC	inferior vena cava	下大静脈
IVCT	intravenous coronary thrombolysis	経静脈的血栓溶解 　　　療法
IVH	intravenous hyperalimentation	中心静脈栄養
IVUS	intravascular ultrasound	血管内超音波検査
	idioventricular rhythm	心室性補充調律 ＝心室固有調律
	infusion	注入
	intracutaneous injection	皮内注射
	irregular	不整

	略語	英語	日本語
L	LA	left atrium	左心房
	LAD	left anterior descending branch	左前下行枝
	LBBB	left bundle branch block	左脚ブロック
	LCX	left circumflex artery	左回旋枝
	Levo.	levocardia	左胸心
	LHC	left heart catheterization	左心カテーテル
	LMT	left main coronary trunk	左冠動脈主幹部
	LP	late potential	（心室）遅延電位
	L-R shunt	left to right shunt	左右短絡
	LV	left ventricle	左心室
	LVDd	left ventricular end diastolic dimension	左室拡張終期径
	LVDs	left ventricular end systolic dimension	左室収縮終期径
	LVEDP	left ventricular end diastolic pressure	左室拡張終期圧
	LVEF	left ventricular ejection fraction	左室駆出分画
	LV-RA Comm. = LV-RA shunt	left ventricular to right atrial communication	左室右房交通症
M	MCLS	mucocutaneous lymph node syndrome = Kawasaki disease	皮膚粘膜リンパ節症候群＝川崎病
	MI	myocardial infarction	心筋梗塞
	MI (Mi) = MR	mitral insufficiency = mitral regurgitation	僧帽弁閉鎖不全 ＝僧帽弁逆流症
	MOF	multiple organ failure	多臓器不全
	MR	mitral regurgitation	僧帽弁閉鎖不全症
	MRA	magnetic resonance angiography	磁気共鳴血管造影
	MRI	magnetic resonance imaging	磁気共鳴撮影
	MS (Ms)	mitral stenosis	僧帽弁狭窄症
	MV	mitral valve	僧帽弁
	MVA	mitral valve area	僧帽弁口面積
	MVP	mitral valve plasty	僧帽弁形成術
	MVP	mitral valve prolapse	僧帽弁逸脱症
		maze operation	心房細動根治術（迷路手術）
		myxoma	粘液腫
N	NIDDM	non-insulin dependent diabetes mellitus	インスリン非依存性糖尿病
	NYHA	New York Heart Association	ニューヨーク心臓協会
		non sustained VT	非持続性心室頻拍
		Noonan syndrome	ヌーナン症候群
O	OM	obtuse marginal branch	鈍縁枝
	OMI	old myocardial infarction	陳旧性心筋梗塞

略語	英語	日本語
P PA	pulmonary artery	肺動脈
PA	pulmonary atresia	肺動脈閉鎖
PAC	premature atrial contraction	心房期外収縮
PAPVR	partial anomalous pulmonary venous return	部分肺静脈還流異常
PC	pericarditis constrictiva = constrictive pericarditis	収縮性心膜炎
PCI	percutaneous coronary intervention	経皮的冠動脈形成術
PCPS	percutaneous cardiopulmonary support	経皮的心肺補助装置
PCWP	pulmonary capillary wedge pressure	肺動脈楔入圧
PD	peritoneal dialysis	腹膜透析（腹膜灌流）
PD	posterior descending branch	後下行枝
PDA	patent ductus arteriosus	動脈管開存症
PEA	pulseless electrical activity	無脈性電気活動
PEEP	positive end-expiratory pressure	呼気終末陽圧呼吸
PFO	patent foramen ovale	卵円孔開存
PH	pulmonary hypertension	肺高血圧症
PL	posterolateral branch	後側壁枝
PLSVC	persistent left superior vena cava	左上大静脈遺残
PMI	perioperative myocardial infarction	周術期心筋梗塞
PPH	primary pulmonary hypertension	原発性肺高血圧症
PR	pulse rate	脈拍数
PS	pulmonary stenosis	肺動脈狭窄
PSVT	paroxysmal supraventricular tachycardia	発作性上室頻拍
PTCA	percutaneous transluminal coronary angioplasty	経皮的冠動脈形成術
PTCR	percutaneous transluminal coronary recanalization	経皮的冠動脈内血栓溶解療法
PTCRA	percutaneous transluminal coronary rotational ablation = rotablator	ロータブレータ
PTMC	percutaneous transvenous mitral commissurotomy	経皮的僧帽弁交連裂開術
PTSMA	percutaneous transluminal septal myocardial ablation	経皮的中隔心筋焼灼術
PV	pulmonary valve	肺動脈弁
PV	pulmonary vein	肺静脈
PVC	premature ventricular contraction	心室期外収縮
	pneumonia	肺炎
	pneumothorax	気胸
	postural (orthostatic) hypotension	起立性低血圧症
	pulmonary edema	肺水腫

略語	英語	日本語
	pulseless disease = aortitis syndrome	高安病＝大動脈炎症候群＝脈なし病
R RA	right atrium	右心房
RAA	right aortic arch	右側大動脈弓
RBBB	right bundle branch block	右脚ブロック
RCA	right coronary artery	右冠動脈
RCM	restrictive cardiomyopathy	拘束型心筋症
RF	rheumatic fever	リウマチ熱
RHC	right heart catheterization	右心カテーテル
RI	radio isotope	ラジオアイソトープ
R-L shunt	right to left shunt	右左短絡
RMI	recent myocardial infarction	亜急性心筋梗塞
RR	respiratory rate	呼吸数
RV	right ventricle	右心室
RV	right ventricular branch	右室枝
RVP	right ventricular pressure	右室圧
	regular	整
	rhythm	リズム，調律
S SAM	systolic anterior motion	収縮期前方運動
SAT	subacute thrombosis	亜急性血栓症
SB	septal branch	中隔枝
SBE	subacute bacterial endocarditis	亜急性細菌性心内膜炎
S.C.	subcutaneous injection	皮下注射
SG	Swan-Ganz catheter	スワン・ガンツカテーテル
SIMV	synchronized intermittent mandatory ventilation	同期的間欠的強制呼吸
SLE	systemic lupus erythematosus	全身性エリテマトーデス＝全身性紅斑痕瘡
SMI	silent myocardial ischemia	無症候性心筋虚血
SN	sinus node	洞結節
SNRT	sinus node reentrant tachycardia	洞結節リエントリー（回帰）性頻拍
SPECT	single-photon emission computed tomography	単一光子放射型コンピュータ断層撮影
SR	sinus rhythm	洞調律
SSS	sick sinus syndrome	洞機能不全症候群
SV	stroke volume	1回拍出量
SVC	superior vena cava	上大静脈
	SA block	洞房ブロック
	sinus arrest	洞停止
	sustained VT	持続性心室頻拍
T TA	tricuspid atresia	三尖弁閉鎖（症）
TAA	thoracic aortic aneurysm	胸部大動脈瘤

略語	英語	日本語
TAPVR	total anomalous pulmonary venous return	総肺静脈還流異常
TGA	transposition of the great arteries	大血管転位症
TIA	transient ischemic attack	一過性脳虚血発作
TMET	treadmill exercise test	トレッドミルテスト
TOF (T/F)	tetralogy of Fallot	ファロー四徴症
TR (Tr)	tricuspid regurgitation	三尖弁閉鎖不全
TS (Ts)	tricuspid stenosis	三尖弁狭窄
TV	tricuspid valve	三尖弁
	tachycardia	頻脈
	tomography	断層撮影
	tracheotomy	気管切開
U UAP	unstable angina	不安定狭心症
UCG	ultrasonic cardiography	心臓超音波検査（心エコー法）
V Valv.PS	valvular pulmonary stenosis	肺動脈弁狭窄
VAS	ventricular assist system	補助人工心臓
VCG	vectorcardiogram	ベクトル心電図
Vf	ventricular fibrillation	心室細動
VF	ventricular flutter	心室粗動
VSA	vasospastic angina	冠攣縮性狭心症
VSD	ventricular septal defect	心室中隔欠損
VSP	ventricular septal perforation	心室中隔穿孔
VT	ventricular tachycardia	心室頻拍
	varix	静脈瘤
	venography	静脈撮影
W WPW	ウォルフ パーキンソン ホワイト Wolff-Parkinson-White syndrome	WPW症候群
Wt	weight	体重

索引

あ

- アーチファクト ………… 52
- アレンテスト …………… 55
- 異型狭心症 …………… 112
- 意識障害 ………………… 16
- Ⅰ度房室ブロック … 49, 188
- 植え込み型除細動器 …… 85
- 右冠動脈 ………………… 6
- 右心カテーテル検査 …… 56
- 右心不全 …………… 28, 194
- 運動負荷エコー ………… 37
- 運動負荷心筋血流SPECT
  …………………………… 41
- 運動療法 ……………… 103

か

- 回旋枝 …………………… 6
- 過換気症候群 …………… 13
- 拡張型心筋症 ………… 135
- カテーテルアブレーション… 88
- カラードプラ法 ………… 37
- 感染性心内膜炎 ……… 200
- 冠動脈MDCT ………… 39
- 冠動脈解離 ……………… 68
- 冠動脈カテーテル治療 … 66
- 冠動脈穿孔 ……………… 68
- 冠動脈造影 ……………… 55
- 冠動脈の区域分類 …… 6, 56
- 冠動脈バイパス術 ……… 92
- 冠攣縮性狭心症 ……… 112
- 奇異呼吸 ………………… 14
- 期外収縮 …………… 21, 189
- 急性冠症候群 ……… 8, 120
- 急性冠閉塞 ……………… 69
- 急性心筋炎 ………… 8, 142
- 急性心筋梗塞 ……… 51, 120
- 急性心膜炎 ……………… 8
- 急性大動脈解離 … 9, 25, 156
- 狭心症 ……………… 25, 51
- 胸痛 ……………………… 8
- 胸水貯留 ………………… 36
- 胸部圧迫感 ……………… 8
- 虚血性心疾患 ……… 13, 51
- 起立性低血圧 …………… 17
- 筋電図 …………………… 54
- 経胸壁心エコー ………… 37
- 経食道心エコー ………… 38
- 経皮的冠動脈形成術 …… 66
- 経皮的心肺補助装置 …… 74
- 血管内超音波 …………… 68
- 血栓性静脈炎 ………… 165
- 検体検査 ………………… 62
- 検脈 …………………… 106
- 高カリウム血症 ………… 52
- 呼吸困難 ………………… 13

さ

- 再狭窄 …………………… 69

左冠動脈主幹部	6
左心カテーテル検査	56
左室造影	56
左心不全	29, 194
三尖弁手術	96
三尖弁閉鎖不全症	96
Ⅲ度房室ブロック	50, 188
自覚的運動強度	107
ジギタリス中毒	191
刺激伝導系	5
持続性心室頻拍	184
自動体外式除細動器	78
シネMRI	40
失神	16
縦隔の拡大	36
12誘導心電図	44
手動式除細動器	78
上室性不整脈	88
ショック体位	183
徐脈性不整脈	16, 49
──の分類	19
徐脈頻脈症候群	16
心エコー検査	37
心拡大	36
心筋炎	25
心筋梗塞	25, 40, 120
心原性ショック	17, 29, 180
人工血管置換術	99
人工弁	96
心室細動	48, 184
心室期外収縮	48, 189
心室性不整脈	88
心室中隔穿孔	125
心室頻拍	48, 184
心室補充収縮	48
心周期	5
心臓核医学検査	41
心臓カテーテル検査	55
心臓再同期療法	82
心臓の構造	4
心臓リハビリテーション	42, 93, 126
心タンポナーデ	175
心電図	44
心肺運動負荷試験	43
心不全	194
心房細動	47, 186
心房期外収縮	189
心房粗動	47, 187
心破裂	125
心膜炎	13, 25, 174
心膜摩擦音	8
ステント血栓症	69
ステント留置術	67
スワン・ガンツカテーテル	56
前下行枝	6
造影剤アレルギー	39, 40, 55
僧帽弁狭窄症	95, 148
僧帽弁手術	96
僧帽弁乳頭筋断裂	125
僧帽弁閉鎖不全症	95, 149

側枝閉塞 …………… 68

■た
大血管MDCT …………… 39
大動脈炎症候群 …… 17, 164
大動脈内バルーンパンピング
　　　　…………………… 71
大動脈弁狭窄症
　　　　………… 17, 25, 95, 146
大動脈弁手術 …… 96
大動脈弁閉鎖不全症
　　　　………………… 95, 147
大動脈瘤 …………… 39, 154
たこつぼ心筋症 …… 8, 137
遅延造影MRI ………… 40
電解質異常 …………… 52
電気生理学的検査 …… 58
電気的除細動 ………… 77
電極の位置 …………… 44
動悸 ……………………… 21
洞徐脈 ………………… 189
洞頻脈 …………… 46, 189
洞不全症候群 … 49, 81, 189
トレッドミル検査 ……… 42

■な
Ⅱ度房室ブロック
　　　　…………… 16, 50, 188

■は
バーストペーシング …… 86

肺うっ血 …………… 36
肺梗塞 ………………… 9
肺血栓塞栓症 ……… 160
背部痛 ………………… 25
バルーン血管形成術 …… 67
非持続性心室頻拍 …… 184
肥大型心筋症 ……… 134
頻脈性不整脈 …… 21, 46
不安定狭心症 ……… 113
負荷心エコー ………… 38
負荷心筋パーフュージョンMRI
　　　　…………………… 40
浮腫 ……………………… 28
不整脈 ………… 8, 68, 184
閉塞性動脈硬化症 … 40, 170
ペースメーカー …… 51, 81
弁形成術 ……………… 95
弁置換術 ……………… 95
弁膜疾患 ……………… 13
方向性冠動脈粥腫切除術
　　　　…………………… 68
房室結節 …………… 4, 45
房室ブロック ……… 81, 188
発作性上室頻拍
　　　　…… 17, 46, 59, 186
ボルグ指数 …………… 107

■ま
めまい ………………… 16
モニター心電図 ……… 44

や

薬剤溶出性ステント …… 69
薬物療法 ………………… 91

ら

ランプペーシング ……… 86
労作狭心症 ………… 39, 110
ロータブレータ ………… 68

欧文

ACS …………………… 10, 120
Adams-Stokes症候群
　………………… 24, 186, 193
AED …………………… 78
AIVR …………………… 48
AR ……………………… 147
AS ……………………… 146
ASO …………………… 170
Braunwaldの分類 …… 113
CABG ………………… 92
cardioversion ………… 77
CCS分類 ……………… 110
CPX …………………… 43
CT検査 ………………… 39
CRT …………………… 82
DCA …………………… 68
DCM …………………… 135
DeBakey分類 ………… 156
defibrillation ………… 77
EPS …………………… 58
Fontaine分類 ………… 170
Forrester分類 ………… 195
Glasgow Coma Scale … 183
HCM …………………… 134
His束 ………………… 4, 45
IABP …………………… 71
ICD …………………… 85
IVUS …………………… 68
Japan Coma Scale … 182
Killip分類 …………… 121
LAD …………………… 6
LCX …………………… 6
LMT …………………… 6
Lown分類 …………… 105
MobitzⅡ型 …………… 50
MRA …………………… 40
MR ……………………… 149
MRI検査 ……………… 40
MS ……………………… 148
NYHAの心機能分類 … 195
PAC …………………… 189
PCI …………………… 66
PCPS ………………… 74
Purkinje線維 ………… 4, 45
PVC …………………… 189
RCA …………………… 6
RCM …………………… 136
RPE …………………… 107
Stanford分類 ………… 156
Wenckebach型 ……… 50
WPW症候群 ………… 47, 89
X線検査 ……………… 36

中山書店の出版物に関する情報は,小社サポートページを御覧ください.
https://www.nakayamashoten.jp/support.html

循環器看護ポケットナビ

2008年 1 月10日	初版第 1 刷発行©
2008年 2 月10日	第 2 刷発行
2008年 6 月30日	第 3 刷発行
2008年 7 月30日	第 4 刷発行
2010年 4 月30日	第 5 刷発行
2010年 5 月30日	第 6 刷発行
2012年 2 月10日	第 7 刷発行
2013年 6 月10日	第 8 刷発行
2014年 3 月25日	第 9 刷発行
2016年 7 月 7 日	第10刷発行
2022年 9 月30日	第11刷発行

監　修	住吉徹哉（すみよしてつや）
発行者	平田　直
発行所	株式会社 中山書店
	〒112-0006　東京都文京区小日向4-2-6
	電話　03-3813-1100（代表）
	振替　00130-5-196565
DTP	有限会社レディバード
印刷・製本	図書印刷株式会社

Published by Nakayama Shoten Co.,Ltd. Printed in Japan
ISBN978-4-521-60331-5

- 本書の複製権・上映権・譲渡権・公衆送信権（送信可能化権を含む）は株式会社中山書店が保有します.
- JCOPY ＜出版者著作権管理機構委託出版物＞
  本書の無断複製は著作権法上での例外を除き禁じられています.
  複製される場合は，そのつど事前に，出版者著作権管理機構（電話 03-5244-5088, FAX 03-5244-5089, e-mail：info@jcopy.or.jp）の許諾を得てください.

- 本書をスキャン・デジタルデータ化するなどの複製を無許諾で行う行為は，著作権法上での限られた例外（「私的使用のための複製」など）を除き著作権法違反となります．なお，大学・病院・企業などにおいて，内部的に業務上使用する目的で上記の行為を行うことは，私的使用には該当せず違法です．また私的使用のためであっても，代行業者等の第三者に依頼して使用する本人以外の者が上記の行為を行うことは違法です．